Sous la direction de
Rony Brauman

Utopies sanitaires

MANIFESTES

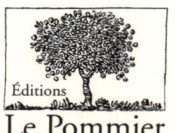
Éditions
Le Pommier

MÉDECINS SANS FRONTIÈRES

Remerciements

Ce livre est une œuvre collective. Il doit son existence au travail et à la patience des auteurs qui, dès le premier contact, ont accepté d'y contribuer. Marc Le Pape en fut le premier lecteur. Ses remarques ont été précieuses pour relancer un projet qui marquait le pas. Sabine Delaunay en assura pendant plusieurs mois, avec talent et ténacité, le secrétariat de rédaction. Qu'ils en soient tous ici chaleureusement remerciés, aux côtés de Sophie Bancquart, pour son intérêt immédiat, et de mes amis de Médecins sans frontières, pour leur confiance.

Copyright © Le Pommier-Fayard, 2000
ISBN 2-746-50081-7

Utopies sanitaires

Sommaire

Les ingénieurs du corps
    par Rony Brauman   7

I. Questions de méthode

Le péril fécal
    par Soizick Crochet   21

Cet obscur objet du désir :
la participation communautaire
    par Soisick Crochet   47

Le désert sanitaire
    par Philippe Biberson   79

Clinique de l'asservissement
    par Noëlle Lasne   103

II. Stratégies d'intervention

Quelles interventions
en situation de pénurie ?
    par André Briend   131

Tuberculose, sida, éthique
    par Richard Bedell   147

Épidémies et réactions internationales
	par Jean Rigal				165

III. Santé, profits

Médicaments indigents
	par Patrice Trouiller			195
Mondialisation et médicaments
	par Pierre Chirac, Jérôme Dumoulin,
	Miloud Kaddar				207

IV. Public, privé : l'État et la maladie

Une ONG au ministère
	par Éric Goemaere			227
France, États-Unis, Grande-Bretagne : trois systèmes d'assurance maladie
	par Karim Laouabdia et Noëlle Lasne	245

Références bibliographiques			291

Les ingénieurs du corps

par Rony Brauman

Opérer un blessé, réalimenter un enfant malnutri, traiter un malade atteint de paludisme ou de dysenterie, installer un centre de nutrition thérapeutique ou mettre en place une campagne de vaccination sont autant de gestes qui peuvent faire la différence entre la vie et la mort. Ils se suffisent pleinement à eux-mêmes, semble-t-il, et c'est ce qui explique qu'ils occupent une place centrale dans le vaste domaine de l'aide humanitaire. Seuls devraient compter, dès lors, les connaissances et les moyens techniques nécessaires pour améliorer leur efficacité. Rien n'est moins sûr, pourtant, car la pratique médicale s'inscrit toujours dans un cadre social et culturel, tout autant que dans une relation avec des personnes particulières. C'est pourquoi elle ne se laisse que rarement réduire à une pure technique. Dans tel pays, par exemple, l'amputation d'un membre inférieur est socialement inacceptable et le médecin opposera vainement son savoir à l'exigence d'un patient atteint de gangrène, qui préférera mourir intègre que vivre mutilé. Ailleurs, ce sont les vieux qui, en situation de famine, doivent recevoir en priorité l'aide alimentaire en tant que garants de la cohésion sociale, et non les enfants, « groupe vulnérable » vers qui nous dirigeons spontanément nos efforts. L'enfance et la vieillesse ne sont pas indexées de la même façon sur les différentes échelles de valeurs morales. Ici, dans tel hôpital de brousse, on verra des médecins refuser de soigner des malades tuberculeux, et donc envoyer ces patients vers une mort certaine pour plus de la moitié d'entre eux, au nom d'« impératifs de santé publique ». Là, des techniciens sanitaires tentent de faire passer des normes de propreté qui se heurtent frontalement à d'autres normes de propreté. Le plus « sale » n'est pas nécessairement celui qu'on croit. C'est dire que d'apparentes évidences pratiques peuvent être contredites par d'autres évidences, tout aussi « naturelles », et qu'elles reposent avant tout sur des choix sociaux implicites hâtivement érigés en exigences éthiques universelles. « Partout et toujours, dit Lévi-Strauss, l'homme fait de son corps un produit de ses techniques et de ses représentations [1]. »

Voilà pourquoi quelques membres de Médecins sans frontières ont voulu s'arrêter sur ce métier, la médecine, pour analyser certains de ses présupposés, de ses croyances et de ses méthodes, mais aussi certains aperçus qu'elle offre sur des injustices criantes de notre monde. Loin d'un traité de médecine, il s'agit d'une réflexion critique sur des pratiques et des choix qui se donnent trop souvent pour évidents.

À ses actions sur les terrains de crise, MSF s'efforce depuis des années d'associer un examen lucide du jeu des acteurs de l'aide humanitaire sur la scène internationale et dans les pays en guerre. Ces analyses et prises de position portaient et portent toujours, car c'est une priorité à nos yeux, sur les dérives et effets pervers d'une action toujours exposée à devenir un instrument au service de pouvoirs politiques. Si la nécessité, parfois vitale, de l'aide humanitaire s'impose le plus souvent comme une exigence impérieuse, l'analyse de ses usages et de ses conséquences ne peut être négligée pour autant. Sauf à considérer que les intentions louables des acteurs et le bien-fondé de leur engagement les protégeraient de tout danger de retournement de leur action contre ceux à qui elle est destinée. Sans illusion de pouvoir abolir ces risques, c'est pour mieux les cerner et les maîtriser qu'il nous paraît indispensable de prendre régulièrement le temps nécessaire à l'analyse. Cette réflexion sur la médecine procède de la même démarche.

***

Qu'elle soit exercée dans des pays pauvres en situation de crise majeure ou dans un environnement plus stable, dans un hôpital universitaire ou dans un dispensaire de brousse, la médecine maintient l'essentiel d'une démarche qu'elle veut scientifique. C'est bien pourquoi la « médecine humanitaire » n'existe pas en elle-même et n'a pas d'autre signification que de renvoyer aux motivations individuelles de ses praticiens. Il n'y a pas plus de médecine humanitaire que de mécanique ou de comptabilité humanitaire. Bien que dépourvus de moyens d'investigation sophistiqués, les médecins qui pratiquent en situation de pénurie ont à l'esprit les mêmes schémas et les mêmes méthodes de traitement que leurs collègues travaillant dans un environnement plus riche.

Réfléchir sur les pratiques médico-sanitaires que nous mettons en œuvre dans des pays pauvres et lointains, c'est tenter de se donner la possibilité d'agir mieux en tirant les leçons de l'expérience. Mais c'est également, par ricochet, réfléchir à notre propre culture du corps et de la maladie, tout autant qu'à la façon dont nous l'exportons au prix de quelques aménagements qui n'en modifient en rien l'essentiel. La pratique de la médecine dans un cadre humanitaire se caractérise, outre le désintéressement matériel de ses intervenants, par la faiblesse de ses moyens thérapeutiques et paracliniques (médicaments coûteux ou d'usage complexe, examens biologiques, radiographiques, etc.) et très souvent par une carence de communication avec les patients, due aux obstacles de la langue et de la culture. Ces restrictions, qui retentissent, naturellement, sur la qualité des soins fournis aux patients, incitent les équipes médicales à compenser cette faiblesse par une technicisation accrue de leur démarche professionnelle, censée les mener droit à l'essentiel. C'est ainsi que sous ces contraintes particulières se révèle l'aspiration fondamentale de la médecine à transformer le soignant en ingénieur des corps. La vocation humaniste de la médecine, enracinée dans la relation singulière entre patient et soignant, n'est pas éclipsée pour autant. Mais il est primordial, quel que soit le lieu d'exercice, de mettre en question cette lourde tendance à la technicisation des relations et des corps, car c'est l'humanité même de la médecine que cette évolution met en péril. La « science médicale » n'a que faire, en effet, de la personne particulière qui consulte pour exprimer une plainte, dire une souffrance. Ses concepts l'inclinent à ne considérer qu'une entité abstraite isolée, la maladie, reliée le cas échéant à une autre entité abstraite, le « groupe à risque ». C'est notamment à l'examen des traductions pratiques de cette inclination que ce livre est consacré.

Le médecin-ingénieur, cet expert des corps individuel et social, a une origine et une trajectoire qui sont celles de la médecine moderne. Pour comprendre la démarche qui est la sienne, il est nécessaire de retracer, fût-ce à grands pas, les principales étapes de ce parcours. Le « calcul de l'espérance et du risque qui se substituerait, en matière de décision thérapeutique, à la simple sagacité du praticien éprouvé » est un objectif qui apparaît dès le XIXe siècle. C'est ce qu'exprimait un astronome français de l'époque – Pierre-Simon Laplace – en appelant la médecine à venir se ranger parmi les sciences conjecturales ². Cette mutation de la médecine devenait possible dès lors que, comme l'a montré le médecin et philosophe François Dagognet, l'invention du stéthoscope permettait de révéler le signe objectif caché, par-delà la parole du patient exprimant ses symptômes. Les symptômes, toujours susceptibles d'interprétation, de relativisation ou de doute, s'effaçaient devant le signe, seul considéré comme scientifiquement valide en tant que reflet d'une lésion d'un tissu ou d'un organe.

Avec la révolution pasteurienne et la découverte du microbe apparaît l'hygiène publique. Cette révolution impose à la médecine, dont les limites sont dès lors indéfiniment repoussées, « un changement de destination et un déménagement de ses lieux d'exercice ³ ». Du chevet du malade et du laboratoire, elle s'étend désormais à tous les aspects de la vie, dépistant le risque infectieux partout où il est susceptible de s'exprimer, avant de traquer le risque pathologique en général. L'hygiénisme, programme moderne par excellence, « fait sa matière de toute la vie de l'individu, d'avant la naissance jusqu'à la tombe, et propose d'intervenir dans tous les domaines ⁴ ». Il dissout ainsi les frontières entre public et privé installées par la modernité même. Cette médicalisation de la vie, qui est allée en s'accentuant avec les progrès techniques du XXᵉ siècle, a transformé le statut de la médecine. La santé fait désormais l'objet de mesures scientifiques, anthropométriques, épidémiologiques, biologiques, en référence à un standard par rapport auquel sont mesurés les écarts : « Initialement limitée à des groupes spécifiques, [la santé publique] couvre peu à peu la totalité du monde social, à travers la généralisation de la notion de risque. [...] Les problèmes dont elle prétend traiter s'éloignent des conceptions traditionnelles de la santé et de la sphère publique : après les conduites réputées nocives pour le corps, ce sont progressivement tous les comportements humains qui font l'objet de procédures d'investigation et de normalisation [5]. »

Lambert-Adolphe Quételet, astronome et statisticien belge du XIXe siècle, est l'inventeur de l'« homme moyen », cet être statistique qui, selon lui, « est à la nation ce que le centre de gravité est à un corps ». L'âge industriel marchand a fourni à cette notion les conditions de son apparition et de son succès, sans pour autant rendre hommage à son auteur. L'OMS (Organisation mondiale de la santé), qui fixa lors d'une conférence internationale tenue en 1978 l'objectif de « la santé pour tous en l'an 2000 » devrait installer dans ses bureaux des effigies de celui qui fut le Lavoisier de la statistique. Pour les experts de l'OMS, et donc pour tous les États qui ont ratifié cette définition, « la santé est un état de complet bien-être physique, mental et social, et ne consiste pas en l'absence de maladie ou d'infirmité ». Comment des esprits éclairés ont-ils pu céder à ce maximalisme qui évoque plus la santé d'un ruminant ou d'une plante que celle d'un être humain ? Comment cette savante assemblée a-t-elle pu transformer le cauchemar imaginé par Aldous Huxley dans *Le Meilleur des mondes* en un horizon de bonheur pour l'humanité ?

En proclamant l'avènement nécessaire d'un monde pur, nettoyé de toute contamination pathologique, les experts internationaux, rassemblés pour réfléchir aux moyens d'améliorer la santé sur la planète, donnaient simplement corps à cette abstraction chiffrée conçue par Quételet sous le nom d'« homme moyen ». Et avec elle au programme éradicateur de l'hygiénisme contemporain. Il est vrai qu'en cette année 1978, l'OMS annonçait officiellement la disparition de la variole de la surface de la planète, interprétée par nombre d'experts sanitaires comme le prélude à l'effacement prochain et total des maladies infectieuses. Les progrès bien réels de la science aidant, ces spécialistes oubliaient que la santé ne saurait se ramener à une norme physiologique, qu'elle s'éprouve d'abord comme oubli de soi, c'est-à-dire dans le sentiment de pouvoir aller au-delà de ses limites ; qu'elle se vit aussi comme l'assurance, même illusoire, de pouvoir tomber malade et de s'en relever. En érigeant la santé comme un absolu plutôt que comme « la capacité de l'organisme à inventer sans cesse de nouvelles normes [6] », ils ignoraient son rapport à la maladie, elle-même ressentie comme une restriction de cette capacité normative. En récusant les dimensions subjective, culturelle, sociale, des usages du corps, ils disqualifiaient d'un trait de plume la dynamique du partage vécu entre « santé » et « maladie », pour lui substituer l'opposition entre « normal » et « pathologique » [7]. Une nouvelle époque s'ouvrait pour l'évangélisation sanitaire dont les ONG et les agences spécialisées de l'ONU allaient être les prédicateurs et missionnaires enthousiastes.

La multiplication des agents de santé et techniciens de santé publique, censés apprendre aux populations comment se prémunir contre les maladies, vise à imposer une responsabilisation générale : chacun est supposé répondre de son état de santé, un « capital à gérer », comme de ses « comportements à risque » et des maux qui sont supposés en résulter. Relevons au passage que nul ne s'est jamais préoccupé de vérifier si la population particulière constituée par ces apôtres de la santé était en meilleure condition physique que la population générale. Démontrer que ces combattants des « facteurs de risque » vivent, du fait de leur mode d'existence supposé conforme aux normes qu'ils enseignent, mieux et plus longtemps que le reste de leurs contemporains serait pourtant un argument de choix. On attendrait, en tout cas, une étude épidémiologique d'envergure sur cette population parfaitement au fait des exigences de l'hygiène. En dépit de ce flou, la formulation de règles de vie issues de la science médicale gagne tous les domaines de l'existence. Nombre d'ONG et d'agences spécialisées de l'ONU (OMS et Unicef en particulier) ont fait de cette ingénierie sociale, qui doit plus au catéchisme sanitaire qu'à la science, le fondement de leur action publique. Les écarts par rapport à ces normes de « bonne vie » deviennent, du même coup, des fautes, potentiellement justiciables de sanctions, c'est-à-dire de refus de soins. C'est le chemin pris depuis longtemps, dans les pays industrialisés, par les assurances médicales privées qui modulent leurs tarifs en fonction des « facteurs de risque », concept statistique que l'on doit d'ailleurs à ce secteur de l'économie. C'est également la tentation qui saisit certains médecins, encore rares aujourd'hui, lorsqu'ils en viennent à refuser de traiter des malades qui s'écartent délibérément du « chemin de la santé ». C'est en tout cas le modèle déjà adopté aux États-Unis avec les HMO *(Health Maintenance Organizations)*, ces sociétés détenues par des compagnies d'assurances et qui occupent les deux tiers de l'immense marché de la santé dans ce pays.

Fait nouveau et significatif, ce sont maintenant les firmes pharmaceutiques qui se veulent partie prenante à ce grand concert de la « promotion de la santé ». Lorsqu'ils sont mis en cause quant à leurs stratégies de production et aux immenses profits qu'ils réalisent grâce à la protection de leurs monopoles, les grands laboratoires ne manquent jamais de rappeler qu'ils sont d'abord des entreprises commerciales dont la raison d'être est de faire du profit. Un profit sans lequel, ajoutent-ils, la recherche pharmacologique n'existerait plus (*cf.* chap. « Médicaments indigents » et « Mondialisation et médicaments »). Les voici pourtant sur le terrain de la prévention. Est-ce à dire qu'ils cherchent à tuer leur propre marché, en œuvrant à la disparition des maladies ? On ne leur en demanderait pas tant. S'ils se sont engagés sur ce terrain, c'est bien parce qu'ils savent que l'« homme moyen » est d'abord un concept de marché. Il suffit d'entrer dans une pharmacie pour constater que la médicalisation de la vie, autrement dit la normalisation des paramètres de risque, est une formidable voie d'écoulement pour la production médicamenteuse. La communication de l'industrie pharmaceutique est éloquente en la matière. Leurs campagnes de « sensibilisation » portent sur des maladies particulières (infarctus, cancer…) ou sur des risques particuliers (soleil, tabac…). L'omniprésence des périls décrits appelle une vigilance et une protection de tous les instants, heureusement rendue possible par les innovations thérapeutiques et préventives des laboratoires. Leurs campagnes d'« image », quant à elles, mettent en scène un monde pur, débarrassé de ses miasmes, un bonheur serein dans la santé parfaite. On retrouve ici, avec l'objectif unique de vendre des produits pharmaceutiques, les mêmes cibles, les mêmes déplacements et les mêmes enjeux, bref la même posture d'ensemble que celle adoptée par les apôtres sociaux les plus désintéressés.

De telles campagnes se seraient appelées autrefois « hygiène publique » ou « police sanitaire », elles s'intitulent aujourd'hui « éducation à la santé » ou « communication sociale ». Cet accord trop parfait entre la bienséance et la « science », entre normes sociales et « vérité objective » coïncidant avec des profits commerciaux gigantesques a de quoi troubler. Ne serait-ce pas simplement parce que s'y dévoile, sur fond de paternalisme conservateur ou progressiste, l'État hygiéniste qui en est l'horizon ? Un État hygiéniste qu'il faut se garder de confondre avec l'État-providence, comme le montre Pierre Rosanvallon : celui-ci, écrit-il, « est fondé sur la détermination de règles de justice et de normes de redistribution qui fixent les devoirs de la société envers chaque individu et les formes de la solidarité. Il renvoie à l'État de droit et à l'individu comme sujet. L'État hygiéniste, au contraire, a pour objet la société prise comme un tout : il se donne comme finalité de produire le social et non pas de protéger l'individu [8] ».

***

Les organisations d'aide internationales se présentent fréquemment, et sont souvent perçues, comme détentrices de cette science du bien-être, principal produit d'exportation de l'Occident civilisateur. La mise en question de ce « savoir » fut le point de départ de ce livre et se trouve au cœur de la réflexion des différents auteurs. Tous sont des praticiens, qui s'interrogent et nous interrogent, à partir de leur pratique, dans le concret de leur expérience propre, et c'est notamment ce qui en fait la valeur.

La première partie, *Questions de méthode*, rassemble des contributions où sont discutées la pertinence, la cohérence et la légitimité de plusieurs interventions médico-sanitaires. Celles-ci sont analysées à partir des concepts qui les ordonnent : « l'hygiène », « la participation communautaire », « le désert sanitaire », « l'exclusion sociale », saisis à l'intérieur de situations précises.

Dans la deuxième partie, *Stratégies d'intervention*, se développe une interrogation sur des grands choix opérationnels et certaines impasses et évictions qui peuvent en résulter : comment établir des priorités en matière de santé, pourquoi sacrifier certains malades au nom d'impératifs généraux, comment réagit la communauté internationale face à de grandes épidémies dans le Tiers Monde.

La troisième partie, *Santé, profits*, s'attache à décrire les caractères et les déterminants d'une injustice planétaire, à savoir l'impossibilité pour une partie croissante de la population mondiale d'avoir accès à des médicaments essentiels.

Dans la quatrième partie, *Public, privé : l'État et la maladie*, sont décrites les relations ambiguës d'une ONG et d'un ministère de la Santé africain, aperçu de terrain des rapports entre humanitaire, santé et politique. Enfin, parce qu'il nous semblait important de comprendre les rôles des secteurs public et marchand dans ces enjeux de solidarité, le livre se termine par une étude comparative des systèmes de couverture médicale dans trois pays industrialisés, les États-Unis, la Grande-Bretagne et la France.

Ces analyses n'ont pas la prétention de couvrir l'immense domaine des pratiques et stratégies de santé. Elles n'ont d'autre but que d'en éclairer certains aspects et de contribuer, après bien d'autres, au débat sur ce qui est devenu un enjeu majeur de toutes les sociétés contemporaines, la gestion des comportements et l'administration des populations, c'est-à-dire le « gouvernement de la vie [9] ».

I
Questions de méthode

Le péril fécal

par Soizick Crochet

« Et qu'est-ce que tu veux que je fasse avec quinze litres d'eau ?
— Tu ne vas quand même pas boire tout ça ?
— Non. Mais pour me laver ?
— Pour se laver, avec une poignée d'eau, ça suffit !
— Pour toi, peut-être.
Mais moi il faut que je me savonne du haut en bas !
— Pourquoi ? Tu es malade ?
— Non. Mais il faut comprendre que je suis de la ville,
ça fait que je suis tout plein de microbes.
Et les microbes, il faut s'en méfier !...
Et alors, si je ne me savonne pas tous les jours,
un de ces quatre matins, tu me trouves mort. »
Marcel PAGNOL, *Le Château de ma mère*

Le monde occidental manifeste une profonde croyance dans les vertus prophylactiques de l'ablution : il suffirait de se laver assez souvent pour échapper à la maladie. Cet article de foi faisait partie des bagages de l'entreprise coloniale lorsqu'elle se voulait « mission civilisatrice ». De nos jours encore, il n'est pas un projet de développement sérieux qui n'incorpore un volet d'éducation sanitaire à ses activités, tandis que les publications spécialisées attribuent au manque de propreté la plupart des pathologies rencontrées dans le Tiers Monde : « Facteurs majorant la fréquence et l'aggravation des maladies transmissibles : le manque d'hygiène. Le péril fécal, les mains sales, les mouches, la souillure des aliments et de l'eau de boisson, le contact tellurique. Il explique l'incidence élevée des entérobactérioses (une des principales causes de mortalité infantile), des entéroviroses, du tétanos ombilical [...] [1]. »

Le Dr Halfan Mahler, directeur général de l'Organisation mondiale de la santé, a déclaré que « le nombre de robinets d'eau pour 1 000 habitants est un meilleur indicateur de santé que le nombre de lits d'hôpital [2] ». Les organismes internationaux s'acharnent donc à vanter les mérites de la savonnette et des latrines, tout en déplorant à longueur de rapports le manque d'enthousiasme de leur clientèle. C'est ainsi, par exemple, que certains volontaires de Médecins sans frontières au Cambodge font part de leurs doutes : « On voit bien aussi que nos discussions à domicile sur l'hygiène, etc., ont très peu d'effet. En général, les gens savent qu'il faut faire bouillir l'eau... Ils savent. Mais... [3]. »

Observées dans les années quatre-vingt chez plusieurs ONG médicales en Asie du Sud-Est, l'inadéquation ou l'arrogance des messages d'éducation sanitaire demeurent aujourd'hui inchangées. Dans le même temps, les destinataires de ces campagnes confient le dégoût que leur inspirent certains comportements français : les *barangs* ne se lavent pas assez souvent et ils sentent mauvais ; ils entrent dans les maisons avec leurs chaussures pleines de boue et y laissent circuler chats et chiens ; ils se curent les dents sans se cacher la bouche, etc. La propreté, dans leurs discours, rejoint des préoccupations de savoir-vivre ou d'esthétique et constitue un ensemble de pratiques bien différentes de celles des Occidentaux. En 1991, Médecins sans frontières accepta de soutenir un projet de recherche sur les représentations et techniques de propreté au Cambodge. Comparer les conditions matérielles mais aussi les logiques manifestées d'une part par les familles cambodgiennes et d'autre part par les volontaires de MSF aboutissait à un constat d'incompréhension totale. Ignorant des habitudes de son interlocuteur, chacun demeurait également inconscient des valeurs véhiculées par *sa* conception de la propreté. Car enfin, qu'est-ce qu'être propre ? Comment décide-t-on de ce qui est sale ?

Propre, en ordre

L'anthropologue Mary Douglas, dans un ouvrage intitulé *De la souillure*, en vient à conclure que cette catégorie, qu'il s'agisse de la souillure du sacré ou de la saleté profane, est toujours définie arbitrairement et contribue à constituer un ordre du monde : « La saleté est une offense contre l'ordre. En l'éliminant, nous nous efforçons positivement d'organiser notre milieu. [...]. La réflexion sur la saleté implique la réflexion sur le rapport de l'ordre au désordre, de l'être au non-être, de la forme au manque de forme [...]. Partout où les notions de saleté sont hautement structurées, on découvre, en les analysant, qu'elles mettent en jeu ces thèmes profonds [4]. »

Par ailleurs, la matière issue des orifices du corps, de ses marges, constitue le prototype de la saleté et de l'ordure : la souillure prend son origine aux limites du corps, dans les produits qu'il sécrète : le crachat, l'urine, les excréments, le sang... Or, si le corps est une métaphore de la société ou du territoire national (les métaphores en usage dans le discours de vulgarisation sur le système immunitaire comparent régulièrement son fonctionnement à celui d'une société ou d'un État) [5], ou si, inversement, le fonctionnement du corps social peut être comparé à celui de l'organisme humain, quelles sont les « marges », les limites au-delà desquelles commence, pour un groupe d'individus, la souillure ? Julia Kristeva a souligné le sens « d'élément-frontière » de la saleté : « La saleté [...] ne s'applique qu'à ce qui se rapporte à une limite, et représente, plus particulièrement, l'objet chu de cette limite, son autre côté, une marge [6]. »

La saleté, c'est donc quelque chose qui n'est pas à sa place. En français, cela se vérifie si l'on observe le sens figuré que prend le mot « propre », et qui désigne « ce qui est convenable, adapté, approprié, bref ce qui prend place dans un certain ordre ». (Il est intéressant de constater qu'en anglais, *proper* a conservé ce sens, mais se différencie de *clean*.) Georges Vigarello a ainsi retracé, dans *Le Propre et le Sale* [7], les évolutions d'un mot qui, au XVIIe siècle, « a rallié les notions d'ordre et de convenance » ; le thème a été repris par Geneviève Heller qui a intitulé *Propre en ordre* [8] une recherche sur les origines de la propreté domestique en Suisse.

Par ailleurs, depuis la fin du XIXe siècle, le terme hygiène a lui aussi perdu de sa spécificité. En effet, l'hygiène, au sens « propre » justement, désigne « l'ensemble des principes et des pratiques qui tendent à préserver ou améliorer la santé ». Mais ce mot est maintenant synonyme de pratiques de propreté tant, depuis Pasteur, notre idée de la santé est liée à l'absence ou l'élimination de germes pathogènes, par le bain, le recours au savon et l'utilisation de produits présentés comme désinfectants. La propreté « est à la base de l'hygiène, puisqu'elle consiste à éloigner de nous toute souillure et, par conséquent, tout microbe », écrivait-on en 1897 [9].

Les pouvoirs de l'eau

À la fin du XIXe siècle, donc, la saleté, associée à la présence de bactéries pathogènes, est rendue responsable de la transmission de certaines maladies. Il n'en a pas toujours été ainsi. Dans les campagnes françaises, jusqu'à une époque récente, la croyance en la valeur hygiénique de la malpropreté était assez répandue. De nombreux proverbes indiquaient les effets bénéfiques de la saleté : « la crasse nourrit les cheveux » ou « les poux entretiennent la santé »[10]. On ne redoute le *péril fécal* que depuis peu de temps : « Jusqu'à la mi-XXe siècle, une minorité de médecins mais vraisemblablement une bonne majorité de la société croient en la puissance bénéfique de l'immondice [11]. » À cette époque, la toilette « sèche », les frictions avec un linge blanc que décrit Vigarello pour les XVIe et XVIIe siècles, les « bains d'air » des théories aéristes du XIXe, font place lentement à l'usage de l'eau comme principal agent nettoyant. L'eau devient la première arme dans la « guerre contre le microbe ». Ainsi une revue d'hygiène affirme-t-elle que « les bains fréquents, avec ablution consécutive, constituent un des meilleurs désinfectants [12] ». L'eau devient indispensable à l'espace privé comme à l'espace public, et sa conquête [13] débouche sur la consommation de quantités de plus en plus considérables, tout d'abord chez des citadins comme le petit Pagnol.

Or, si l'eau est un élément auquel s'attache de manière quasi universelle la valeur de pureté, dans l'Occident chrétien les prolongements de cette association donnent lieu à des expressions telles que « se laver d'une faute » ou « laver ses péchés ». En atteste également le proverbe anglais *Cleanliness is next to godliness*, tandis qu'un lien a été établi [14] entre l'émergence des différents mouvements puritains ou de « restauration morale » en

Grande-Bretagne et les campagnes d'hygiénisation du peuple. Introduit vers 1572, le presbytérianisme écossais, surnommé *puritanisme*, entendait purifier l'Église anglicane des dernières traces du papisme. Geneviève Heller attribue le développement de l'obsession sanitaire en Suisse au XIXe siècle à la même idéologie, représentée par le mouvement du Réveil, tandis que d'autres auteurs ont repéré cette tendance dans toute l'Europe : « L'apport protestant, à partir du XVIIe siècle, joue un rôle considérable dans la sécularisation d'un rituel que le catholicisme avait cantonné dans le domaine du sacré ; on assiste alors à la réhabilitation des usages hygiéniques de l'eau dans toute l'Europe du Nord-Est [15]. »

Cependant, après Pasteur, l'eau nettoie et protège, certes, mais elle est également vecteur d'épidémies : on y découvre le vibrion cholérique et le bacille responsable de la typhoïde. Le bain lui-même contient par milliards des germes inquiétants. « Il n'est pas jusqu'au banal lavage quotidien de la face et des mains qui, pratiqué avec une eau malpropre, ne puisse constituer un danger [16]. » L'eau devient dangereuse, ou, tout du moins, on découvre son ambivalence : elle possède tout à la fois les propriétés d'assainir ou de souiller. Les anglophones réservent à une certaine catégorie de maladies le terme de *water based diseases*, alors que les pathologies prévenues par l'utilisation d'une eau pure et abondante sont nommées les *water washed diseases*. Cette terminologie a toujours cours en épidémiologie anglophone.

Les pastorales de la propreté

Au XIXe siècle, déjà, la bourgeoisie française entendait enseigner aux pauvres comment se laver, au cours de ce que Vigarello appelle des « pastorales de la misère [17] ». Julia Csergo a décrit cette façon d'initier les classes laborieuses aux pouvoirs de l'eau en France : « Témoignant de l'immonde malpropreté des pauvres de son quartier, le médecin attaché au dispensaire Heine-Furtado désespère de voir à quel point les conseils qu'il donne sont inopérants : "On s'évertue, déplore-t-il, à leur faire comprendre l'intérêt, la nécessité de la propreté et de certaines précautions hygiéniques, dont une cuvette d'eau fait les frais [...]. Leur air hébété, leur sourire vague [...] prouvent que rien n'a pu pénétrer à travers leur obtusité." [18] »

Geneviève Heller a analysé le même phénomène en Suisse, au début du siècle : « Des infirmières-visiteuses, dès 1924, s'occupent des visites familiales à domicile et, par là même, de l'éducation aux règles d'hygiène [19]. » Plusieurs photos d'archives présentent « l'infirmière-visiteuse en blouse blanche, cheveux courts » dans ses contrôles à domicile, passant le balai sous les lits et épouillant les enfants de la famille. De nos jours, dans le Tiers Monde, partant du même principe que les pauvres sont malades soit parce qu'ils n'utilisent pas une eau propre *(water based diseases)*, soit parce qu'ils sont sales *(water washed diseases)*, les volontaires des organisations d'aide, en missionnaires de l'hygiène, assènent ainsi quelques grandes vérités. Il est impossible d'échapper aux séances d'éducation organisées dans la salle d'attente du dispensaire, avant la vaccination ou la consultation prénatale, voire à domicile où le personnel vient inspecter les installations sanitaires de la famille et inculquer la bonne parole : « On a aussi fait une enquête d'état sanitaire dans les familles, un *house-hold survey*. Le but était de visiter toutes les familles une fois, pour observer la propreté de la maison : où est-ce qu'ils s'approvisionnent en eau, est-ce qu'ils font bouillir l'eau, etc. [20] »

Au cours de ces visites, on explique donc qu'il faut se laver les mains, utiliser de l'eau « propre » et la faire bouillir, comme dans ce texte :

« L'enfant doit apprendre les règles élémentaires d'hygiène :
– l'enfant doit apprendre à boire de l'eau en quantité suffisante, si possible propre ;
– utiliser convenablement les points d'eau et les entretenir : ne pas salir l'eau propre, ne pas y mettre de gobelets sales ;
– lors des repas, l'enfant doit : se laver les mains au savon avant et après avoir mangé (si possible), laver et essuyer la table ou la natte avant et après le repas, nettoyer assiettes et couverts, ranger la nourriture et détruire les ordures, apprendre à ne pas se salir, apprendre à bien mastiquer, apprendre à manger dans le calme, à s'asseoir et à ne pas renverser un plat chaud afin de ne pas se brûler [21]. »

La politesse, la timidité ou la honte empêchent généralement les destinataires de répondre à l'insulte que représentent ces velléités éducatives. Par ailleurs, la plupart des messages sanitaires prônent ainsi un ensemble de gestes et d'attitudes qui émargent à la bonne éducation, telle qu'elle pouvait s'enseigner au début du siècle dans *La Civilité puérile et honnête* de Boutet de Monvel, où « propreté est politesse ». Ici l'enfant doit « bien » mastiquer ou s'asseoir « convenablement » : y a-t-il une manière de le faire plus hygiénique que d'autres ? Ou bien s'agit-il simplement d'une pratique culturelle érigée en principe universel par ethnocentrisme ? De quel droit alors vouloir la substituer aux principes familiaux existants ? Que veulent dire « eau propre » et « gobelets sales » ? Le receveur du message est en droit de se sentir offensé. Il n'est pas assez sot pour boire une eau que, selon ses propres critères, il juge sale, ou bien s'il le fait c'est que des circonstances exceptionnelles l'y obligent (au

Cambodge, le cas s'est souvent présenté pendant la période des Khmers rouges). Les prescriptions de nettoyage de la table et des couverts, normalement inscrites dans les habitudes familiales, peuvent être reçues également, au mieux comme d'une telle évidence qu'il était inutile de l'énoncer, au pire comme une intrusion dans la sphère de la vie privée.

Certains auteurs se sont interrogés sur l'utilité de ces campagnes : une revue des différents écrits sur l'impact des interventions en éducation sanitaire a conclu à l'impossibilité d'en mesurer l'efficacité, entre autres raisons parce que les pratiques des populations concernées n'étaient pas connues au préalable [22]. Il n'est jamais question de s'en enquérir, puisqu'il va de soi que les pauvres (ou, par euphémisme, « les classes sociales défavorisées ») constituent une cible à atteindre, un groupe ignorant à éduquer, un *objet* de sollicitude. Sous-tendant la relation de pouvoir entre développeurs et bénéficiaires de l'aide internationale, on retrouve l'idée que seules les connaissances des premiers sont légitimes, tandis que celles des seconds relèvent de l'ignorance et de la superstition. Aujourd'hui, le personnel de Médecins sans frontières n'osera certes plus invoquer « l'obtusité » dénoncée par le médecin de la rue Heine-Furtado, mais il s'attristera toutefois de l'absence d'instruction de ses patients : « Les problèmes de la population sont dus à la pauvreté et au manque d'éducation [23]. »

Cette éducation, ces connaissances, que les techniciens occidentaux se doivent de venir propager dans le Tiers Monde, s'opposent, particulièrement dans le domaine sanitaire, à celles de populations auxquelles les épidémiologistes attribuent l'épithète suggestive de *target* (cible). La guerre contre les microbes implique une relation de confrontation avec les pratiques et connaissances locales, car « la connaissance comme l'ignorance sont des notions particulièrement idéales et intemporelles qui, loin de décrire des statuts sans ambiguïté, sont attribuées à certaines personnes par d'autres dans des circonstances particulières avec, souvent, des connotations morales. Les relations entre différents savoirs, tels qu'ils sont présentés et employés par leurs disciples, relèvent donc fréquemment moins de la dialectique que de la confrontation. En d'autres termes, les partisans de l'un des systèmes cherchent à éliminer les autres savoirs et à les présenter, ainsi que ceux qui les emploient, non seulement comme faux, mais également comme arriérés et mauvais [24] ».

Hjorleifur Jonnson analysant pour sa part les convergences entre la culture des ONG et celle de l'État, constate que « toutes dérivent du même projet de rétablissement de l'ordre [25] ». Cet ordre peut se parer des couleurs du retour à la paix civile, des droits de l'homme ou de l'éradication des grandes endémies. Dans un cas comme dans l'autre, instauré par des bureaucraties extérieures aux administrés/bénéficiaires, il se met en place à travers des systèmes hiérarchiques et calendaires fixes (le *planning*). Les agences de développement entreprennent régulièrement d'organiser la gestion de l'espace familial et public : canaux d'irrigation « communautaires », creusement de puits selon des normes occidentales (épidémiologiques ou bactériologiques)... Lorsqu'il s'agit de santé publique, l'État, quant à lui, n'hésite pas à imposer son ordre (vaccinations obligatoires, cordons sanitaires, quarantaines, dépistage systématique de certaines pathologies...).

Enfin, si la civilisation, pour Freud, se résumait à trois exigences : « propreté, ordre et beauté », Dominique Delaporte a démontré que « l'État institutionnalise d'autant plus précisément la triade ordre-hygiène-beauté qu'il est totalitaire [26] ». De

1975 à 1979, le régime des Khmers rouges a malheureusement illustré cette théorie jusque dans ses conséquences les plus extrêmes, appliquant l'équation hygiène-ordre-beauté aux corps, à la société et même au paysage. D'autre part, assure Delaporte, la civilisation s'accompagne de l'égout : les États forts ont toujours été les plus empressés à établir des latrines « car la civilisation, c'est toujours celle du conquérant, de l'envahisseur domestique qui, à l'opposé du barbare venant semer sa merde partout où il passe, marque le parcours de ses conquêtes d'un interdit primordial : "Défense de chier ici" [27] ».

Dans cette logique, « la consubstantialité [...] du lien qui unit l'impérialisme d'un État à sa police du déchet [28] » s'est révélée dramatique pendant le régime de Pol Pot. Mais le principe se vérifie *a minima* chaque fois que les agences internationales, organisant le territoire d'accueil de réfugiés, se désignent comme les maîtres en assignant les lieux de l'ordure et de la défécation : « Il faut chier ici. »

Le déchet

En 1988, plusieurs recherches sur l'élimination des déchets dans de grandes villes du Tiers Monde ont été menées sous l'égide du programme interministériel REXCOOP. À Fès, par exemple, on accuse les nouveaux venus, d'origine paysanne, de la dégradation de l'espace public : « Ce sont les campagnards qui salissent le plus. Ils ont l'habitude de jeter leurs ordures n'importe où et à n'importe quel moment. Les campagnards sont ceux qui salissent. Ils gardent le même comportement qu'à la campagne. Et c'est normal que la ville devienne sale. Les ruraux sont ceux qui salissent [29]. »

De même, au Cambodge, il était frappant, surtout dans les années quatre-vingt, d'entendre les habitants de la capitale expliquer que leur ville était sale : « *Avant*, Phnom Penh n'était pas *comme ça*. » La faute en incombait, selon eux, non seulement à la guerre et à la destruction des réseaux d'égouts, mais essentiellement au comportement des campagnards venus s'installer en ville. Que faut-il voir dans ces récriminations répétées contre l'étranger, fût-il un compatriote de la campagne ? Au Cambodge, le citadin accuse le paysan, et ce dernier montre du doigt le Vietnamien. Cette attitude découle d'une mise en ordre du monde selon deux grandes catégories très simples : nous, les gens propres ; et eux, les *ploucs* crasseux. (C'est ainsi qu'on désignait au début du siècle en France les paysans bretons, à qui l'on attribuait une grande « rusticité » et une certaine simplicité d'esprit.)

Si la réalité du propre et du sale varie selon chacun, « le minimum absolu, le principe inquestionnable, est l'affirmation que l'on est propre : il n'existe pas de construction identitaire sans affirmation du propre : être soi, être en propre, c'est être propre [30] ». Fonctionnant en « négatif », la revendication de la saleté comme identité, de la part du marginal, de l'adolescent, du protestataire, fait partie des marques d'opposition, de la remise en cause des valeurs de la société [31]. Elle incarne une forme de contestation, de séparation, et est vécue comme telle par l'entourage. Appliquée de l'extérieur, elle sert le même but : se démarquer de l'étranger, de l'inconnu qui, par définition, n'est jamais bien net. Le besoin, apparemment universel, pour expliquer le désordre ou la saleté, d'un bouc émissaire qui est « l'Autre » ou le « sale étranger », confirme les théories de Mary Douglas : la notion de souillure nécessite le principe d'exclusion, signifié par des lignes de démarcation, non seulement entre l'espace domestique, propriété de la famille, et le vaste monde extérieur qui commence au-delà du seuil de la maison, mais également entre les groupes sociaux. Ce n'est pas un hasard alors si, mis à l'écart, assimilé à un rebut, le pauvre et l'étranger ne trouvent souvent d'emploi que dans la gestion du déchet. Georges Knaebel avait déjà remarqué que « ceux qui ne jouissent d'aucun système public d'assainissement et donc vivent littéralement sur leurs excréments fournissent le plus souvent la main-d'œuvre de la propreté » [32]. Ici encore, le régime des Khmers rouges a porté cette logique jusqu'à ses conséquences extrêmes.

L'hygiène et la pureté sous les Khmers rouges

Les écrits de propagande des Khmers rouges affirmaient que leur révolution « accordait un soin particulier aux mesures d'hygiène *(anamay)* ». « L'application systématique des règles d'hygiène a contribué à faire régresser et à éliminer toutes les maladies endémiques ; les médecins veillent de près à la propreté des villages et des maisons et au respect des mesures d'hygiène dans les cantines et autres lieux collectifs [33] ». Mais l'hygiène revendiquée était d'un ordre très particulier. Tout d'abord, le corps lui-même devait être façonné, remodelé, rendu hygiénique selon l'esprit de la révolution : « L'auxiliaire chargé de la culture fixait les normes du mode de vie révolutionnaire. Il indiquait la manière de nous vêtir, de nous couper les cheveux [34] » ; « [...] arrivent trois ou quatre jeunes soldats vêtus de noir : — Qu'est-ce que c'est que ces filles aux cheveux longs ? Il faudra couper tout ça, ce n'est pas hygiénique [35]. »

Uniformisation de l'apparence physique par la coupe de

cheveux, port obligatoire pour tous du vêtement noir des paysans devaient permettre la construction d'un grand corps social dans lequel allaient se fondre toutes les différences. Ensuite, hygiène, propreté et pureté idéologique se confondaient dans une condamnation radicale des mœurs de l'ancienne société *(sangkum chas)*. La mentalité de l'homme khmer y avait été pourrie *(roloui)* par des éléments étrangers : « Vous vous débarrasserez de la mentalité pourrie des impérialistes et fascistes américains [36]. »

Leur xénophobie, en posant les principes de la pureté de la « race khmère » et en confondant peuple et territoire, indiquait clairement d'où venait, pour eux, le danger de pollution. Il leur fallait combattre non seulement les troupes vietnamiennes massées aux frontières, mais aussi « l'ennemi intérieur ». Défini aux débuts de la révolution par sa classe sociale et un mode de résidence urbain, cet ennemi se distinguait aussi par ses origines chinoises – entre autres raisons, pensa-t-on tout d'abord, parce que commerçants et usuriers se recrutent surtout dans ce groupe ; mais il ne s'agit là que d'un élément d'explication. Désigné ensuite sous le nom de « traître à la révolution », l'ennemi intérieur est souvent décrit comme un agent de l'étranger. La purification des esprits entachés par l'impérialisme allait passer, en particulier, par l'acceptation de la « matière » collective. Illustrant la thèse de Delaporte sur le rôle de l'État totalitaire dans la gestion de l'excrément, cette politique du déchet marquait la mainmise absolue de la révolution sur ses sujets dont toutes les productions devaient lui revenir. Appelé engrais n° 1 (l'urine constituait l'engrais n° 2), l'excrément humain était collecté par l'État pour fertiliser les champs, selon un modèle copié de la Chine populaire. Nul ne pouvait s'y soustraire, les rations alimentaires n'étant éventuellement distribuées qu'en échange d'une certaine quantité d'engrais. Mais l'excrément n'était pas seulement une production dont il fallait s'acquitter : il représentait également un outil d'expiation et ce d'autant plus que « les Khmers ont horreur de la matière fécale et détournent leurs yeux ou leurs pas dès qu'ils en aperçoivent [37] ». Une possibilité s'offrait donc de montrer son zèle révolutionnaire ou de racheter ses erreurs passées : « La tâche la plus recherchée fut étrangement le nettoyage des toilettes [...]. Par les temps révolutionnaires qui couraient, surmonter sa répugnance était une preuve de transformation idéologique [...] [38]. »

Mais on ne laissa pas le choix aux prisonniers de guerre qu'étaient devenus les ennemis de classe : « J'étais furieux en apprenant la nouvelle : porter des seaux d'eau n'était pas assez humiliant, j'allais transporter des seaux de merde. Je faisais partie maintenant de la caste la plus basse des esclaves de guerre. Ma déchéance était complète [39]. »

Dans ce cas, les corps individuels n'étant plus que les composants organiques d'un grand corps social, ce ne sont pas les produits sécrétés qui constituent la souillure, mais bien les individus « à la marge » de la nouvelle société, identifiés à l'ordure. Désignés comme la caste la plus impure, désormais inférieure, il est logique qu'ils soient affectés aux travaux les plus répugnants, illustrant la théorie de Mary Douglas : « Le système entier peut être représenté par un corps qui fonctionne grâce à la division du travail, la tête se chargeant de penser [...] pendant que les parties les plus méprisables emportent les déchets [40]. »

Cette image s'avère ici d'autant plus pertinente que la représentation du corps dans la culture cambodgienne accorde la valeur la plus haute au crâne *(kbal)* dont le caractère sacré s'étend à l'espace physique (la « tête » de la rizière), à l'alphabet (chaque lettre se dessine en commençant par la « tête » et en finissant par le « pied »), etc. Comme dans d'autres pays du Sud-Est asiatique, le symbolisme du corps ordonne les autres thèmes.

Le désarroi du missionnaire

Une enquête sur les représentations et pratiques de propreté au Cambodge a donc été élaborée par Médecins sans frontières en 1991. Elle intéressait, au sein de cette association, deux groupes tout à fait différents : une minorité de responsables, au siège de l'organisation, semblait séduite par la remise en cause d'une éducation sanitaire tentant d'imposer ses modèles culturels jusque dans la sphère de la vie privée (entretien du corps, aménagement de l'espace domestique, emplacement des déchets...). Se référant exclusivement à leur mandat de soignants, ces quelques personnes se montraient en général suspicieuses à l'égard des principes de la santé publique lorsqu'elle décide de ce qui est bon et mauvais pour l'individu. L'association récente de cette discipline et de l'anthropologie, déjà utilisée dans le Tiers Monde par l'administration coloniale pour vaincre les « barrières culturelles », leur semblait dangereuse. Pour ces praticiens, il s'agissait là de techniques de marketing, voire de manipulation, incompatibles avec la déontologie médicale. En ce sens, ils rejoignaient Mary Douglas : « Les anthropologues s'accordent généralement sur le fait que les dangers qui menacent la santé, les enfants, la nature peuvent être utilisés comme autant d'armes dans la lutte pour la domination idéologique [41]. » L'autre groupe intéressé par l'enquête, beaucoup plus important, comprenait pratiquement tous les techniciens de terrain. Ceux-ci souhaitaient obtenir des informations précises et immédiatement utilisables soit dans le cadre de l'éducation sanitaire (pancartes et messages sur l'utilisation des latrines), soit dans la préparation de programmes de formation du personnel infirmier local.

Médecins, sages-femmes, infirmiers ou logisticiens assurant une « mission » (selon l'expression utilisée) pour Médecins sans frontières font parfois pour la première fois l'expérience de la différence culturelle en matière de séparation du propre et du sale. Mus par des présupposés civilisateurs, pressés d'agir et de laisser des marques visibles de leur passage après un court séjour (les missions sont de six mois, quelquefois un an), stimulés par les recommandations en faveur de la promotion de l'hygiène, particulièrement à l'hôpital, leur tâche se révèle décourageante. Ils posent aux fenêtres des moustiquaires que les malades, ces « vandales », déchirent rapidement afin d'évacuer leurs déchets ou de cracher leur bétel. Ils construisent des latrines et des douches que personne n'utilise et fustigent le personnel qui balaie la cour d'honneur mais non l'arrière des bâtiments. Le poisson sec accroché aux volets laisse déjà des traces sur les façades fraîchement repeintes de blanc et, à leur grand regret, personne ne semble s'inquiéter de la présence de plusieurs cochons dans l'enceinte de l'établissement. En 1991, au Cambodge, un membre affecté à cette tâche digne du tonneau des Danaïdes commenta la situation d'un mot qui eût comblé Mary Douglas. Comme je lui demandais pourquoi le poisson sec le contrariait si fort et s'il s'agissait là d'un élément mettant en jeu la santé des patients, il m'expliqua, un peu excédé, et avec commisération, cette chose simple : « Un hôpital, ce n'est pas un endroit pour le poisson sec. »

La position de ces militants de la santé s'avère assez frustrante. Habitués à un environnement médical qui a largement exclu le monde extérieur, pétris depuis leur petite enfance par une représentation de la propreté qui a également investi l'espace public, leur objectif déclaré en 1991 était de travailler dans un site propre, sans se substituer aux équipes locales normalement chargées de l'entretien. Il leur fallait donc inciter le personnel à nettoyer avec davantage d'ardeur. Mais comment transformer les pratiques ? Les infirmiers ou infirmières, particulièrement, dont Genest a montré qu'ils se sont approprié le champ de l'asepsie et de la désinfection [42], attendaient avec impatience qu'on leur donne la clé culturelle qui permettrait d'intéresser et de motiver le personnel local sur ce sujet. L'idée qu'il suffirait de rendre visibles les facteurs de transmission des maladies pour convaincre et engendrer des modifications du comportement s'avérait inopérante. Le comportement des infirmiers locaux, surtout, les intriguait : les règles d'asepsie semblaient respectées en leur présence, un peu comme pour leur faire plaisir. Mais, pour les injections effectuées dans l'enceinte de l'hôpital auprès de la clientèle privée, les boîtes de seringues personnelles sortaient, non stériles, des poches des blouses, au mépris des principes de la microbiologie et à leur grande indignation... En effet, la rupture des principes d'asepsie constitue en Occident et pour des paramédicaux l'horreur suprême, celle que l'on désigne techniquement par le terme de « souillure ».

L'enquête portait donc sur les pratiques de propreté domestique et a été conduite en lien direct avec cinq familles cambodgiennes de milieu modeste, en ville et à la campagne. Dans ce faux « jeu des sept familles », les membres de Médecins sans frontières ne représentaient pas un ensemble cohérent, une unité comparable aux cinq autres, mais le va-et-vient entre leur mode de vie et celui des Cambodgiens permettait de saisir certaines incompatibilités en matière de gestion de l'espace hospitalier.

Le corps comme métaphore

Chez toutes les familles cambodgiennes, à la différence de ce qui se passe dans les villas des MSF, les meubles sont peu nombreux et le centre de la pièce est dégagé. C'est cet espace qui fait l'objet des plus grands soins, parce qu'on s'y allonge, on y mange, on y reçoit. Espace de l'intimité de la famille mais aussi de l'accueil des visiteurs, on le balaye et on l'astique deux fois par jour, on est fier de sa brillance et de sa patine, et on évite de le salir en s'y déplaçant chaussé. Les infirmières de MSF s'étonnent de la désinvolture avec laquelle le personnel hospitalier cambodgien peut joncher le sol de la salle de garde d'épluchures de fruits ou de cotons souillés. Mais ce carrelage piétiné à longueur de journée, chaussures aux pieds, par d'innombrables visiteurs, noirci et poussiéreux une heure après son nettoyage, sur lequel on ne vit pas, fait partie du domaine public. L'espace de propreté, nettoyé, frotté et astiqué s'est déplacé vers les lits bat-flanc, dans un angle de la pièce des infirmières. C'est là qu'elles s'allongent pour la sieste, qu'elles prennent leurs repas, c'est là qu'elles reconstituent un lieu d'intimité, un « chez-soi » propre et protégé du monde extérieur, du public qui passe et repasse dans ce lieu ouvert qu'est l'hôpital.

Dans les maisons cambodgiennes, une succession de « sas » précède l'entrée dans la salle de séjour : escaliers, terrasses où les étrangers déposent leurs chaussures. Cette gestion de l'espace domestique est commandée par une représentation du corps particulière, selon laquelle les pieds, partie la plus inférieure du corps, s'opposent à la tête, partie supérieure, objet de soins et d'attention soutenus. En Thaïlande, un proverbe résume les rapports qui doivent présider entre ces deux extrémités : « Les pieds craignent la tête. » On évite d'ailleurs de trop toucher ses pieds, même avec les mains : ils servent en effet, avec la main gauche, à la toilette anale (personne n'utilise de papier hygiénique). Les latrines des hôpitaux où travaillent les équipes de MSF, équipées de cuvettes à siphon mais à l'approvisionnement en eau irrégulier, sont un cauchemar pour le personnel qui doit régulièrement les déboucher pour y découvrir des anuterges extravagants : épis de maïs, écorces de noix de coco, morceaux de tuile... Les sanitariens de MSF en tirèrent un peu précipitamment des conclusions sur les pratiques privées des Cambodgiens et décidèrent de remplacer cet équipement, selon eux inapproprié, par des latrines « sèches », construites pour ne recevoir que peu de matières liquides. La nécessité d'assurer une provision régulière en eau ne fut malheureusement pas prise en compte et les nouvelles installations, fort nauséabondes, suscitèrent des réactions très vives chez le personnel cambodgien, tandis que les patients choisirent d'aller se soulager dans les jardins de l'hôpital ou à l'arrière des bâtiments. La logique de ce comportement échappa également aux membres de Médecins sans frontières.

En effet, ils ignoraient aussi qu'à la campagne les latrines, lorsqu'elles existent, sont situées à l'arrière de la maison. C'est là également qu'on jette, par la fenêtre de la cuisine, les eaux usées, les épluchures de légumes, etc. L'avant de la maison, associé, avec sa terrasse de réception, aux contacts avec l'extérieur, offre toujours un aspect impeccable, renouvelé chaque matin à l'aube par de soigneux balayages. Le symbolisme du corps s'étend à l'espace domestique : la maison possède bien une tête et des pieds. Les édifices publics, et donc les hôpitaux, connaissent le même traitement : l'entrée et la cour, soigneusement balayées et désherbées, présentent un « visage » riant et contrastent avec « l'anus » des bâtiments, boueux, mal entretenu, où l'on rejette les déchets. Mary Douglas, partant du symbolisme du corps, le considère comme « centripète », moteur de l'explication sociale. En ce qui concerne la gestion de l'espace domestique au Cambodge, il l'influence clairement. Ainsi, de même qu'on accorde plus d'attention à certaines parties du corps qu'à d'autres, de même la propreté se concentre dans certaines parties de l'habitation, alors qu'on laisse les détritus s'accumuler aux marges.

Mais, quand même, les microbes ?...

Il n'est pas question ici de nier la réalité des infections contractées à l'hôpital, ni la nécessité de respecter les règles d'asepsie. La population cambodgienne a fait l'expérience, sous les Khmers rouges, de l'absence de soins de santé ou de soins d'une qualité effroyable. Il est courant, même parmi les paysans, d'entendre raconter comment les perfusions à base de lait de coco et les injections de solutions contenues dans des bouteilles d'orangeade provoquaient infections et abcès. Le danger de l'utilisation de seringues ou d'aiguilles souillées incitait de nombreux malades à éviter les dispensaires et infirmiers Khmers rouges [43]. Aujourd'hui, à ces risques, connus, de contamination à partir de matériel non stérile s'ajoutent ceux, nouveaux mais dont beaucoup ont entendu parler, dus au VIH. Le rôle des techniciens expatriés chargés de la formation du personnel sanitaire local apparaît alors clairement : mettre en place toutes les mesures (d'enseignement, d'équipement, de contrôle biologique, etc.) qui permettront d'éviter les accidents. Aucune exception ne peut être acceptée et la population elle-même attend plus de rigueur méthodologique de la présence d'experts étrangers.

Le psychiatre et anthropologue Jean-Pierre Hiegel a certes qualifié de « narcissique » l'attitude trop complaisante de certains médecins à l'égard des pratiques locales lorsqu'elles se trouvent en complète opposition avec la logique médicale occidentale. Rapportant comment, dans l'intention d'établir de bonnes relations avec un praticien traditionnel cambodgien, un médecin français l'avait laissé appliquer sur une fracture ouverte des onguents non stériles qui provoquèrent infection, gangrène puis amputation, Hiegel met en garde contre les « métissages » non réfléchis et les tentatives de séduction masquant selon lui « une profonde agressivité très refoulée » envers les savoirs ou les habitudes autochtones [44]. Dans la plupart des cas, toutefois, cette agressivité, non déguisée, tend plutôt, au nom de l'hygiène, à combattre les modes de vie locaux. Les volontaires des organisations médicales disent ne rechercher, par ces moyens, que la sécurité des patients et la possibilité de prévenir les maladies. On ne peut condamner d'aussi louables intentions.

Alors où est l'erreur ? On peut en distinguer au moins quatre, auxquelles il serait possible de remédier : la méconnaissance des conditions de vie, préférences et habitudes des personnes auxquelles ils s'adressent ; une confusion des genres (hygiène hospitalière *versus* santé publique) ; une incapacité à hiérarchiser les priorités (tout n'est pas essentiel, tout n'est pas dangereux, tout n'est pas à reprendre) ; enfin, un manque de connaissances et de réflexion sur l'origine et le sens de leurs propres habitudes.

Premier écueil, et non des moindres, les antagonismes sociaux se manifestent aussi dans les discours sur la propreté. Mais ils se font curieusement écho : alors que médecins et infirmiers accusent les malades de ne pas savoir utiliser les toilettes, ceux-ci, de leur côté, jugent insupportable l'état de malpropreté de l'hôpital, dont ils rendent le personnel responsable. Les citadins croient que leur ville serait moins sale sans la présence des campagnards. Ceux-ci trouvent le monde urbain puant et pollué... La manipulation des techniciens occidentaux par les « élites » avec lesquelles ils sont en contact et en relations de travail (y compris pour la traduction des fameux messages d'éducation sanitaire à l'usage des « masses ») demande à être reconnue, évaluée, analysée : de quel côté les membres des ONG veulent-ils se placer ?

À l'hôpital même, la situation de conseiller et formateur se double de celle de gestionnaire et de pourvoyeur de fonds : les ONG fournissent médicaments, réactifs, voire une partie des salaires. La tentation est grande alors de vouloir gérer l'établissement selon les normes européennes d'efficacité, de propreté, etc. Les frontières entre le propre et l'agréable, voire l'esthétique, s'estompent : des noix de coco ou des sacs en plastique défigurent la pelouse de la cour d'honneur, du poisson sec tache les murs fraîchement blanchis, des casseroles noires de suie et du bois de chauffage s'entassent sous le lit du malade tuberculeux (qui vit à l'hôpital)... Ces situations, dont on pourrait mettre en doute la dangerosité bactériologique, dérangent les techniciens français en hygiène et assainissement, qui se chargent alors de vouloir régenter également le mode de vie des patients. Pourtant, la précarité des dogmes en matière d'hygiène hospitalière conduit régulièrement à des recommandations contradictoires, en particulier dans le domaine de l'environnement [45]. Mais la force des « protocoles » dont on devine, à leur seul nom, l'aspect ritualisé et rigide semble leur permettre d'échapper au contrôle de la raison, comme s'ils obéissaient à une logique indépendante. C'est alors qu'on assiste à la fois à une confusion des genres et à une incapacité à hiérarchiser les priorités. On quitte le champ de la responsabilité professionnelle, et la peur du microbe devient une déformation professionnelle. Les impératifs de l'hygiène hospitalière empiètent, au nom des principes d'une santé publique mal comprise, sur le domaine de la vie privée. Lorsqu'ils quittent l'enceinte de l'hôpital, ils s'y autorisent une plus grande intrusion encore. Il semble, heureusement, que les supposés bénéficiaires soient capables de leur opposer une colossale force d'inertie.

Sous prétexte, par exemple, de diminuer la fréquence des maladies diarrhéiques, des messages hâtivement traduits et des conseils internationaux recopiés sans tenir compte de réalités triviales enjoignent de se savonner les mains dans une cuvette avant de passer à table [46]. N'importe quelle personne qui aurait tenté l'expérience dans une maison ordinaire de la campagne cambodgienne, lorsqu'en saison sèche l'eau se fait rare, saisirait l'inanité d'une telle recommandation. Récemment, au Cambodge, mais aussi dans de nombreux pays où interviennent les ONG, guerre civile, massacres, dégradation des conditions de vie ont enseigné que l'on pouvait survivre sans eau potable ou sans se savonner les mains. Pis, les réfugiés qui n'ont bu, dans les camps gérés par les organisations internationales, que de l'eau bactériologiquement contrôlée, ont été atteints de dysenteries catastrophiques lorsque, de retour au pays, ils ont dû se réhabituer à l'eau des puits et des mares, comme leurs compatriotes.

Dans ces circonstances, les mises en garde alarmistes de l'éducation sanitaire ne peuvent pas plus être prises au sérieux que les déclarations du petit Pagnol en exergue de ce texte (« et alors si je ne me savonne pas tous les jours, un de ces quatre matins, tu me trouves mort »). La menace du *péril fécal*, après les exactions des Khmers rouges ou de n'importe quelle armée d'occupation, ne pèse pas bien lourd. À la nécessité d'une remise en question et d'un examen de ce qui semble des priorités s'ajoute donc, pour les membres des organisations médicales, l'obligation de s'informer, voire d'expérimenter par eux-mêmes les conditions locales d'exercice de la propreté. Cela leur ferait peut-être gagner du temps et éviterait de blesser inutilement les populations qu'ils sont venus « aider ».

Enfin, ils ne peuvent pas faire l'économie d'une réflexion sur ce que propre et sale veulent dire, dans leur culture et dans celle du pays dont ils oublient trop facilement qu'ils en sont des hôtes de passage. Il semble toutefois que d'irréconciliables différences perdureront en ce qui concerne ce qu'il convient de « policer », et jusqu'à quel point.

Lorsque des escouades d'écoliers cambodgiens (ou de membres du personnel) sont envoyées nettoyer la cour du collège ou de l'hôpital, elles s'acharnent régulièrement contre les mauvaises herbes. Après avoir retourné le sol au moyen de leurs houes, elles quittent un site désolé que n'agrémentent plus que les papiers gras et les sacs en plastique, mystérieusement épargnés. Ce choix, marqué par des siècles de lutte contre une végétation envahissante, ne manque pas d'agacer les Occidentaux, récemment gagnés à la défense d'une nature qui ne souffre que le biodégradable. J'ai rencontré un responsable étranger qui menaçait de couper les crédits à l'institution cambodgienne financée par son pays si « la propreté » (les papiers sur le sol) n'était pas mieux assurée. L'incompréhension était totale chez ses partenaires cambodgiens qui venaient de transporter des dizaines de petits paniers de terre fraîchement remuée autour des bâtiments. Dans ce genre de situation, que faire, si ce n'est recommander aux missionnaires de l'hygiène d'accepter sagement les manifestations d'altérité culturelle qui les réjouissent si fort en d'autres domaines, comme la danse ou la cuisine ?

Cet obscur objet du désir : la participation communautaire

par Soizick Crochet

Depuis quelques années, les organismes de développement utilisent plus fréquemment les services d'anthropologues pour sonder les pratiques des populations chez lesquelles ils souhaitent s'implanter. Mais il est encore extrêmement rare que l'on demande aux sciences sociales d'analyser le monde des « développeurs » eux-mêmes. Pourtant, les termes de « croyances » et de « représentations », familiers lorsqu'il s'agit de les attribuer à des groupes exotiques, pourraient également s'appliquer à la vision qu'ont ces « développeurs » des sociétés où ils interviennent. À ce titre, le thème de la participation communautaire, institutionnalisé par l'Organisation mondiale de la santé depuis 1978, a suscité quelques travaux [1] dans les années quatre-vingt-dix. Une nouvelle enquête a été menée en 1997 sur ce sujet auprès des organisations occidentales animant des programmes de lutte contre le sida au Cambodge [2].

Trois caractéristiques permettent de considérer le déploiement des activités et des idéologies humanitaires à l'œuvre dans ce pays comme un cas d'école. Tout d'abord, l'épidémie due au VIH y est à la fois très récente et d'une progression fulgurante. Ensuite, l'aide internationale y représente un poids économique et politique écrasant. Enfin, la société cambodgienne, depuis longtemps décrite comme atomisée et centrée sur la famille nucléaire, ressent une aversion profonde, après l'imposition de plusieurs régimes communistes, pour les projets d'action collective. C'est dans ce contexte que les experts occidentaux, pour faire face à l'afflux de malades, envisagent d'organiser la prise en charge de ces derniers « par la communauté ».

L'idéologie communautaire : un vieux serpent de mer ?

Depuis vingt ans, l'idée de « participation communautaire », lancée par la conférence tenue par l'OMS en 1978 à Alma-Ata, connaît un succès considérable. Il n'est pas un programme de soins de santé primaires qui n'en fasse mention et ce vocable, sous différentes versions, revient comme une obsession dans le discours, les rapports et les propositions de programmes des organismes sanitaires : « C'est bien simple, si dans ton projet tu n'inscris pas *community participation*, tu n'as pas grande chance d'obtenir un financement... », avouent un nombre croissant de techniciens. Pourtant, le concept n'est pas nouveau : sous le nom de développement communautaire, il a déjà enregistré de solides échecs [3] dans les années cinquante. Malgré tout, les bureaucraties ayant la mémoire courte, les instances internationales continuent de prêcher l'action communautaire pour lutter contre le sida, à l'instar d'Onusida, l'organe de coordination spécifique des agences des Nations unies, dont les experts affirmaient, en 1997, que « l'action au niveau communautaire [...] a toujours joué un rôle majeur dans la réponse globale au sida ». Quant aux personnes atteintes par la maladie, il semble établi que « la communauté » (dans les pays du Tiers Monde tout du moins) doive assurer leur prise en charge.

Or, en sciences sociales, le fond de ce qui constitue une « communauté » fait l'objet de débats depuis au moins un siècle [4]. Après plus de quarante ans d'investigations, une liste de 94 définitions fut publiée en 1955 par George Hullery mais « le seul dénominateur commun qu'il put leur trouver fut que [les communautés] avaient à voir avec les gens [5] ». Aussi les sociologues des années soixante finirent-ils par abandonner le concept. Pourtant, les administrateurs et techniciens de l'aide humanitaire en parlent volontiers comme d'une personne physique : la communauté « se mobilise » et « montre sa volonté de participer », ou, bien au contraire, « présente des réticences ». C'est un être intelligent qui peut acquérir des connaissances (« les communautés en général ne comprennent pas encore bien ce qu'est le VIH/sida [6] »), voire connaît des états d'âme et des sentiments (« la communauté a été touchée par la peur que [le VIH/sida] ne se transmette, et elle a donc réagi par la discrimination envers les personnes infectées [7] »). Aucun de ces textes, toutefois, ne prend la peine de décrire cette mystérieuse entité.

En français, la communauté comme équivalent de *community* se rencontre plutôt dans le petit monde des spécialistes de l'aide et du développement. À Paris, par exemple, l'association Uraca (Unité de réflexion et d'action des communautés africaines) a pour but déclaré « une meilleure intégration des communautés africaines en France [8] ». Dans certaines universités, les programmes d'enseignement en santé publique se présentent comme des « formations en santé communautaire ». Dans la plupart des cas, donc, les communautés ou actions communautaires en question représentent ou sont destinées à un public étranger, en France même (par exemple les émigrés d'origine africaine) ou en dehors du territoire national (les pays en voie de développement). Les bénéficiaires des mesures sanitaires ou sociales d'origine française, quant à eux, sont plutôt des « usagers ». Vivant outre-mer, ils ne deviennent pas une *expat community*, comme en anglais, mais demeurent, selon la terminologie officielle, « les Français de l'étranger » et parlent d'ailleurs d'eux-mêmes en ces termes. Il a été démontré à plusieurs reprises [9] que la notion de communauté est le plus souvent définie et appliquée de l'extérieur, par des intervenants ou des observateurs qui ne s'identifient pas eux-mêmes comme membres du groupe ainsi désigné. Le plus souvent, donc, la communauté, c'est les autres.

Le contexte cambodgien

Ces questions peuvent sembler fort académiques et stériles face aux problèmes urgents et dramatiques que pose la propagation, extrêmement rapide, de l'épidémie de sida. Mais, lorsque les bailleurs de fonds projettent d'engager l'essentiel de leurs ressources dans une institution aussi vaguement définie et au fonctionnement totalement inconnu, on peut légitimement s'inquiéter de savoir qui, dans la pratique, va administrer les soins, laver ou nourrir les malades. Les épidémiologistes estiment qu'en l'an 2000, l'Asie compte le plus grand nombre de personnes infectées au monde. Au Cambodge, en 1997, ce nombre se situait entre 70 000 et 120 000 pour une population d'environ 12 millions de personnes. Les projections prévoient, en l'absence d'interventions efficaces et de modifications du comportement, un total cumulé d'un million de séropositifs en l'an 2006 [10]. Considérant la récente introduction du virus dans le pays (la fin des années quatre-vingt), c'est essentiellement la rapidité de sa progression qui alarme les autorités : « De nombreux facteurs convergents suggèrent [...] que l'épidémie pourrait faire du Cambodge l'un des pays les plus durement touchés dans le monde [11]. » Le Dr Thia Phalla, directeur du Programme national sida au ministère de la Santé, ne cache pas l'impuissance du système public : « Sans le VIH/sida, pourvoir aux besoins de la population en matière de santé est un très gros problème. Maintenant, avec le VIH/sida, c'est un énorme désastre [12]. »

En 1995, le montant alloué au ministère de la Santé (4,8 % seulement du budget national) était de 17 millions de dollars, soit 1,9 dollar par habitant et par an. La Thaïlande voisine, au début des années quatre-vingt-dix, réservait cette somme aux seules activités de prévention du sida. Le même investissement au Cambodge nécessiterait 20 millions de dollars par an, soit quatre fois les ressources actuellement mises en œuvre par le gouvernement et les organisations internationales [13].

L'aide humanitaire au Cambodge

Le Cambodge connaît peut-être la plus grande concentration d'organismes d'assistance au monde, en dehors des contrées affectées par une crise aiguë comme une famine ou un tremblement de terre. Cette situation est récente. Le pays, complètement fermé aux étrangers de 1975 à 1979, n'était ouvert qu'à un très petit nombre d'ONG et d'organisations internationales entre 1979 et 1989. Durant cette période, les agences humanitaires, faute de mieux, concentrèrent leurs efforts sur les camps de réfugiés de la frontière thaïlandaise. Les autorisations de travailler au Cambodge même furent données un peu plus libéralement à partir de 1989 et les accords de paix de 1991 inaugurèrent le début d'un raz-de-marée quand les ONG de la frontière accompagnèrent le rapatriement des réfugiés. Le chiffre de 118 organisations internationales et ONG étrangères en 1997 ne reflète pas complètement la réalité, plus proche sans doute de 200. Le total de leurs dépenses atteignait 130 millions de dollars en 1996 [14].

À cette somme, il faut ajouter celles allouées par les organisations internationales (Banque asiatique de développement, Banque mondiale et Fonds monétaire international) et l'aide multilatérale attribuée chaque année par un comité de 33 pays donateurs. En 1997, ceux-ci s'engagèrent à débourser 450 millions de dollars, ce qui représentait 40 % du budget de l'État. Une moitié de ces fonds est gérée par les donateurs eux-mêmes, *via* leurs ambassades et organismes de coopération, ou bien par le biais des agences des Nations unies et des ONG [15]. L'État dépend donc très fortement des apports étrangers pour son fonctionnement quotidien, ce qui ne manque pas d'inquiéter certains observateurs : « Le Cambodge a survécu à la guerre ; il a survécu au régime des Khmers rouges ; il a survécu à l'embargo et à l'isolement international des années quatre-vingt, mais survivra-t-il à l'afflux d'aide et d'organisations humanitaires [16] ? »

Rente annuelle institutionnalisée, l'industrie de l'aide et du développement – qu'elle soit privée ou gouvernementale, caritative ou d'assistance technique – emploie plusieurs milliers de Cambodgiens. Les fonctionnaires du ministère de la Santé, dans cette situation, s'estiment pris au piège : les organisations étrangères possèdent les moyens d'agir et fournissent une partie de leurs salaires, aussi leur est-il impossible de les ignorer. Mais, disent-ils, elles ne connaissent rien aux problèmes et pourtant ce sont elles qui édictent les politiques : « Si l'épidémie de sida s'étend rapidement, c'est à cause du manque de flexibilité des donateurs. Nous sommes payés par les donateurs pour réaliser leurs objectifs et le programme n'est pas le nôtre, parce que notre salaire n'est pas suffisant et que nos programmes ne sont pas acceptés dans leurs budgets. Les conseillers ne tiennent pas compte de ce que nous leur disons et mettent un plan au point de leur côté [17]. »

Lorsque le comité de coopération pour le Cambodge (ou CCC, l'organe de coordination des ONG) répartit les organisations par secteur d'activité (agriculture, éducation, etc., soit 21 rubriques au total), certains domaines se taillent la part du lion : la santé (62 intervenants) et évidemment le « développement communautaire » (23 organismes). Une trentaine d'associations souscrivent à un comité « sida ». Les agences des Nations unies et leur organe de coordination spécifique, l'Onusida, ainsi que l'aide bilatérale, financent également des activités dans ce domaine : depuis 1993, ce sont 7,3 millions de dollars qui ont été déboursés. Pourtant, se plaignent les organisations, réparties entre de trop nombreux bénéficiaires, ces sommes deviendraient des « miettes » ne permettant aucune action d'envergure. En outre, la concurrence entre ONG, représentants de l'aide bilatérale et organisations internationales rend difficile toute action concertée : « La première réaction des organisations est de suivre chacune leur propre chemin, de se montrer suspicieuses les unes envers les autres et de créer des petites factions extrêmement dysfonctionnelles qui entraînent une grande incohérence de l'effort national [18]. »

Ainsi, bien que régulièrement regroupées sous le vocable de *donors community* ou *NGOs community*, les organisations étrangères, multilatérales, bilatérales ou privées (dont nous verrons qu'elles associent le terme de « communauté » à la notion de collaboration et de partage) se caractérisent-elles par un grand esprit d'indépendance dans l'action et de compétition dans l'accès aux ressources. Dans le même temps, le personnel des agences d'aide, volontiers disert lorsqu'il s'agit de critiquer l'organisation concurrente, manifeste une surprenante candeur à l'endroit de ses partenaires locaux. Les accusations de désunion et d'atomisation selon des clivages hiérarchiques ou politiques émises à l'égard des institutions et fonctionnaires cambodgiens (qui ne sont jamais désignés, il est vrai, comme des « communautés ») n'affleurent dans aucun discours sur la société villageoise ou les différents groupes arbitrairement nommés *communities*.

Deux modes d'action se présentent : soigner les patients ou prévenir l'infection. En octobre 1997, 5 organisations sur 30 seulement, et à Phnom Penh uniquement, prodiguent des soins aux malades. Un petit nombre d'associations et quelques institutions bi- et multilatérales assurent la partie technique de contrôle des sources de contamination (banques du sang, centres de dépistage...). Toutes les autres organisations, arguant de l'invisibilité des patients à cette étape précoce de l'épidémie, s'investissent dans l'information et l'éducation. Ce type d'activité suit deux stratégies. La première s'adresse à des groupes identifiés selon leurs comportements dits à risque et comprend les prostituées, vendeuses de bière et de cigarettes, soldats, policiers, démineurs... La seconde souhaite alerter « la communauté », éventuellement au cours d'activités de routine (éducatives, de développement ou de santé). La première approche, menée entre autres par le personnel salarié d'une association locale cambodgienne, ne fait pas l'unanimité. Lors des entretiens avec les responsables occidentaux, il est apparu nettement que la meilleure voie passait par la « conscientisation de la communauté ».

Cette affirmation entre en contradiction avec l'usage simultané du terme « communauté » pour désigner n'importe quel groupe sur la base arbitraire de l'une de ses activités – « la communauté des parents » lorsque le débat porte sur le système éducatif, par exemple –, de son statut socio-économique – « la communauté des affaires » – ou de son histoire récente – « la communauté des *returnees* » pour caractériser les réfugiés revenus des camps de la frontière en 1992-1993 *(the returnees community)*. La lecture des rapports confirme cette tendance : alors que toute catégorie d'êtres humains peut, à un moment ou un autre, être désignée par le vocable de « communauté », certaines personnes constituent uniquement des « groupes cibles » ou des « groupes à risque ». Le terme de communauté, pourtant attribué *larga manu*, ne se retrouve jamais pour évoquer les prostituées (appelées « travailleurs sexuels », *commercial sex workers* ou CSWs). Pourquoi ?

À la recherche de la communauté

La plupart des ONG revendiquent la nécessité de la participation communautaire et déplorent que ce concept ne fasse pas l'unanimité. Une lettre adressée au ministère de la Santé donne le point de vue des agences réunies au sein du Médicam, l'organe de coordination des programmes sanitaires : « Un grand nombre d'ONG ont pour principale philosophie une approche participative, basée sur la communauté (comprenant des *travailleurs de santé communautaires*). Cependant, les principales organisations et banques internationales ont rejeté cette stratégie comme étant un *échec avéré* et expérimentent actuellement de nouvelles approches (marketing social, commissioning, contracting in/out, etc.). Dans le *Guide to Developing Operational Health District*, les quelques idées qui allaient dans le sens d'une participation communautaire sont celles qui – jusqu'à présent – ont le moins retenu l'attention [19]. »

Mais, contrairement à ce qu'affirment ces lignes, l'Onusida ainsi que de nombreux programmes de la Banque mondiale continuent de prôner l'action communautaire ; l'Unicef a d'ailleurs choisi de remodeler complètement sa stratégie et réorganise tous ses départements pour lancer un nouveau programme, appelé *Community Action for Social Development* (CASD). La communauté en question est clairement désignée : il s'agit, en zones rurales, du village et, en ville, du quartier. Ce choix est longuement explicité : « Au Cambodge, la tendance sociale traditionnelle aussi bien que les conditions de vie actuelles font que l'approche communautaire est de loin préférable sur les plans éthique, politique et pratique. [...] L'esprit de coopération et de partage à l'intérieur et entre les communautés n'est pas étranger à la société cambodgienne paysanne traditionnelle [...]. De fait, il a été fait, dans un passé récent, un très mauvais usage du concept de *samakee* [« solidarité » en khmer, terme largement utilisé pendant l'occupation vietnamienne pour désigner à la fois des groupes de production collective, fort peu appréciés, et la nouvelle amitié entre les deux peuples, qui se détestent cordialement depuis plusieurs siècles], mais il n'y a aucune raison de prétendre que les Cambodgiens seraient par nature particulièrement individualistes [...]. »

La comparaison de ce passage et du paragraphe « *The Community* » dans un autre document important de l'Unicef laisse le lecteur un peu perplexe : « D'après les descriptions de Ebihara et Martel dans leurs études de villages ainsi que celle de Charles Meyer dans son ouvrage *Derrière le sourire khmer*, le villageois cambodgien apparaît comme très individualiste, avec une aversion pour une organisation trop rigide du temps ou des activités. Alors que la plupart [...] des fermiers s'étaient lancés dans la culture du riz hors irrigation [...] il n'y avait pas de nécessité d'organisation communautaire à un niveau plus élevé que celui de la famille individuelle [20]. »

L'hiatus ressenti par les employés de cette organisation, coincés entre les nouveaux objectifs de travail et ce qu'ils perçoivent des modes d'interaction locaux, est souvent exprimé lors d'entretiens. Pourtant, le budget de l'Unicef pour les années 1996-2000 (73,3 millions de dollars au total) prévoit d'allouer 20,1 millions au CASD, lui donnant ainsi la priorité sur ses autres programmes (éducation, santé...) [21].

L'International HIV/AIDS Alliance, quant à elle, se donne pour but de « soutenir l'action communautaire contre le VIH/sida dans les pays en développement » en organisant des associations locales [22]. Celles-ci sont alors qualifiées de communautaires : elles travaillent « dans la communauté » *(at community level)*, la connaissent et parlent en son nom, etc. Des doutes avaient pourtant été émis lors des évaluations préliminaires, qui soulignaient « la faiblesse – ou l'absence – d'institutions sociales autres que la famille [...]. Certains observateurs notent que, au Cambodge, le sens de la communauté n'existe pas, pour de nombreuses raisons culturelles et historiques [...][23] ». Cette organisation décida, malgré tout, de débuter ses activités au Cambodge, mais les premières sessions de formation vinrent confirmer que « les stratégies de prévention de beaucoup des participants demeurent résolument individualisées [...]. L'équipe de l'ONG semble avoir plus de facilité à envisager l'impact du VIH et du sida au niveau individuel qu'au niveau communautaire [24] ».

Enfin, si la plupart des ONG déclarent œuvrer pour ou avec la communauté, certaines reçoivent ce label sans l'avoir réclamé. Un rapport établi pour l'Unicef identifie ainsi la plupart des agences et des institutions (locales ou internationales) et leurs activités par un emploi massif et répétitif du terme, présentant le travail de chacune comme *community-based* [25]. Pourtant, ces organisations elles-mêmes contestent parfois les principes et la terminologie officielle censés les inspirer. Mais lorsqu'une remise en cause du concept est émise, on peut remarquer qu'elle provient rarement des administrateurs ou du personnel travaillant dans les bureaux, mais plutôt des techniciens de terrain. Ainsi cet infirmier qui visite des malades du sida à domicile remarque-t-il que « au Cambodge, on te parle tout le temps de développement communautaire. Or les Cambodgiens ne sont pas du tout communautaires. [...] La communauté a complètement explosé [26]. »

Cette dernière affirmation esquisse cependant une vision « en creux » de ce que devrait être la communauté et appartient à un courant de pensée très ancien, celui de la « mort de la communauté », victime de l'industrialisation et d'une urbanisation trop rapide. Ferdinand Tönnies, sociologue allemand, opposait ainsi, à la fin du XIXe siècle, la communauté rurale, conviviale, globalisante et de petite taille, à la société industrielle, anonyme et fragmentée, destructrice des liens « communautaires » [27]. Au Cambodge, on affirme souvent (en l'occurrence, cela est dit par les étrangers) que la communauté existait autrefois, mais qu'elle a été brisée par la guerre et les Khmers rouges. Or, les quelques textes décrivant une société cambodgienne atomisée, centrée sur la famille nucléaire, datent des années d'avant-guerre [28] ; souvent rédigés en français, ils demeurent inconnus de la vaste majorité des agences de développement, le plus souvent anglophones.

La construction d'un objet : la communauté

Le terme de communauté revient si souvent et en tant de contextes qu'il est la plupart du temps difficile de discerner son sens. Dans les textes et le discours des « développeurs », on pourrait distinguer trois types d'usage. Le premier désigne simplement « des gens » : « La communauté ? C'est... comment dire ?... la base. Les gens en général [29]. »

Cette utilisation semble la plus répandue, ou du moins peut-on ainsi comprendre les expressions *community-based* ou *the general community, the community at large, the broader community* ou *the wider community*. Cette interprétation se montre aussi la plus adéquate dans les très nombreux cas (la majorité des textes) où le sens et le contexte demeurent si vagues qu'ils ne permettent au lecteur d'imaginer aucune réalité sociale précise derrière ce mot.

Le deuxième type d'usage rassemble indistinctement groupes ethniques (« la communauté vietnamienne »), géographiques (« les communautés côtières, frontalières ») ou professionnels (conducteurs de cyclos, chauffeurs de taxis), classes d'âge (les mères ou les adolescents : « communautés de pairs »), associations locales (l'Association des écrivains et toutes les organisations qualifiées de *community based*), des personnes manifestant certaines tendances sexuelles (« la communauté hétérosexuelle »), des clients ou utilisateurs d'un produit (les auditeurs d'une chaîne de radio ou de télévision) ou d'un débit de boisson (« [Louer] des vidéocassettes aux restaurants ou aux cafés [...] est un moyen efficace de toucher la communauté [30] »), institutions, entreprises ou organisations internationales (« la communauté des donateurs », « la communauté des ONG catholiques »). Les possibilités sont infinies puisqu'il suffit d'un

« plus petit dénominateur commun [31] » et que n'importe quelle caractéristique peut être utilisée pour construire l'objet : on pourrait parfaitement imaginer la « communauté » des porteurs de boucles d'oreilles.

À un moment ou à un autre, le discours attribue des qualités, réelles ou imaginaires, à ces objets. À l'opposé de « l'individualisme », la communauté implique le partage, la coopération, la collaboration, la solidarité, au-delà du cercle familial, entre personnes non apparentées : « Qu'entendons-nous par communauté ? Des gens qui travaillent ensemble, vivent ensemble, s'entraident, partagent des convictions, résolvent ensemble des problèmes [32]. »

On remarque ensuite une espèce de va-et-vient dans l'usage qui est fait du terme. Dans un mouvement de retour, ces qualités définissent l'objet préalablement construit : la communauté des conducteurs de cyclos n'a pas été désignée en vain ; il existe forcément un esprit de corps, une solidarité naturelle entre eux, qu'il suffirait de « mobiliser » [33]. S'il ne se manifeste pas, si l'on constate au contraire des dissensions, l'objet désigné ne cesse pas d'être une communauté, il se montre simplement « hétérogène » : « Il existe, au sein des communautés, des tensions qui s'opposent à l'objectif de coopération entre les gens : écarts de pouvoir ou de ressources, structures de classes, discriminations de race et de genre, affiliations politiques différentes, méfiance et incompréhension entre *returnees* et résidents – tout cela tend à faire éclater les communautés [34]. »

Plusieurs motifs apparentant l'idéologie communautaire à ce qu'on pourrait appeler soit un messianisme, soit un « terrorisme doux » sont ici discernables. Tout d'abord, l'effet de langue de bois créé par l'emploi répétitif et systématique du terme. Ensuite, l'affirmation que tout individu, qu'il le veuille ou non, appartient obligatoirement à une (ou plusieurs) communautés, même si elles ont été définies de l'extérieur (« Tous les gens vivent dans des communautés et leurs idées et attitudes se forment en relation avec les autres personnes autour d'eux [35] »). Ainsi transparaît une conception sous-jacente de l'homme « bon », grégaire, enclin à la coopération lorsque des forces antagonistes ne le séparent pas de ses congénères. On discerne, enfin, l'esprit missionnaire, prosélyte (c'est le travail des « développeurs » que « d'entretenir et soutenir la mobilisation communautaire [36] »). Cette tâche, pour laquelle ces derniers sont payés, fait appel à un vocabulaire militant, tandis qu'une partie importante de leur discours décrit les moyens et méthodes mis en œuvre : « Il s'agit d'un processus très participatif qui passe par l'évaluation des besoins et utilise les outils du PRA (*Participatory Rural Appraisal*, "évaluation participative rurale"). Ainsi, les ONG apprennent comment travailler avec leurs communautés... [37] », ou encore : « Pour introduire le thème de la coopération, les formateurs utilisent [...] l'exercice "coopération contre compétition" où les participants, répartis en groupes, doivent maximiser leur résultat en rivalisant ou coopérant avec d'autres groupes [38]. » Le troisième usage du concept de communauté s'applique à une entité géographique, le village ou le quartier, et nous y reviendrons.

Les locuteurs ne se projettent pas dans cette construction [39]. On n'entend jamais un technicien expatrié, membre conscient, à longueur de rapports, de la « communauté des donateurs » *(the donors community)* dire « ma communauté ». Les Cambodgiens, pour leur part, n'emploient « communauté » *(sahakhum)* que dans le cadre de leurs activités au sein d'une organisation. Il s'agit pour eux d'un mot du vocabulaire technique, dont la signification a été récemment acquise ; c'est ainsi que « des *returnees* mentionnent que c'est dans les camps qu'on leur a appris ce que signifiait une communauté [40] ».

Corollaire d'une idéologie de partage et de mise en commun, ce terme peut alors provoquer des réactions de rejet, comme chez cette Cambodgienne d'une quarantaine d'années : « Je déteste le mot communauté. Ça me rappelle le temps de Pol Pot, quand on disait tout le temps "l'Angkar*, l'Angkar". Maintenant on dit "la communauté". Mais la communauté, c'est qui, c'est quoi ? À l'époque, c'était pareil, on disait : "Tu dois faire ça parce que l'Angkar le demande, l'Angkar a dit que..."[41] ». Quant à la participation communautaire, un technicien cambodgien explique : « Que comprennent les villageois quand des personnes extérieures arrivent et commencent à parler de développement communautaire ? Probablement, ces étrangers commencent par expliquer, comme notre équipe le faisait au début : "Nous voulons que vous coopériez. Nous voulons que vous travailliez ensemble." À ces seuls mots, les gens sont écœurés et ouvrent de grands yeux. "Voulez-vous revenir à quelque chose qui ressemblerait à l'époque de Pol Pot ?"[42] »

Ces remarques recoupent mes propres observations dans le village où j'ai vécu et travaillé pendant dix-huit mois. Après les années de collectivisation forcée, le repli sur la famille nucléaire et la limitation des relations d'entraide à l'intérieur du cadre de la parenté constituent l'essentiel de l'effort de solidarité consenti. Ces réticences ne sont pas nouvelles : les premières

---

* De 1975 à 1979, sous les Khmers rouges, le terme « organisation » *(angkar)* a régi la vie quotidienne de sept millions de personnes dans ses détails les plus minuscules. Référence au Parti communiste du Kampuchea, dont l'identité devait rester cachée, il signifiait l'autorité à laquelle tous doivent se soumettre et qui a droit de vie et de mort. Cette entité anonyme, mystérieuse et toute-puissante, était invoquée à longueur de journée.

coopératives instaurées par Sihanouk dans les années soixante s'étaient déjà soldées par un échec [43]. Le village n'est pas une unité de partage.

La communauté villageoise

« L'idée que, dans le Tiers Monde, les habitants d'un village (ou d'un quartier) connaissent un mode de vie caractérisé par l'échange et le consensus en vue d'activités partagées fait partie de stéréotypes très anciens, pourtant régulièrement dénoncés par les anthropologues [44] ». La plupart des experts et techniciens occidentaux du développement proviennent de milieux urbains et cultivent une vision romantique de cette « communauté villageoise ». Considéré comme un objet spatialement bien circonscrit au milieu des rizières, le village, avec son chef et son « conseil des anciens » (un cliché tout aussi fréquent), correspondrait à une unité politique, un groupe autonome décidant démocratiquement de la gestion des affaires courantes. L'absence de différenciations sociales et économiques, ou leur faible impact, impliquerait aussi une égalité de statut, propice à un équilibrage des relations et régulatrice de conflits (l'idée de « contrôle social » est alors avancée). L'isolement et la petite taille du groupe favoriseraient également la rencontre (« tout le monde se connaît dans un village ») et l'obligation de s'entraider. Il s'agit, là encore, d'une théorie invalidée depuis longtemps [45].

Ces représentations proviennent en partie d'images idéalisées, mythiques, du village occidental, en partie d'impressions reçues lors de brèves visites dans les hameaux ou les quartiers. L'utilisation de l'espace dans un village *(phum)* cambodgien se situe pourtant à l'encontre de la plupart des critères d'édification de la « communauté villageoise » occidentale : d'une part, n'importe quelle surface habitée (une maison suffit) peut se prévaloir de l'appellation *phum* ; d'autre part, l'habitat le plus fréquent se présente en longues rangées d'une à deux demeures, le long des cours d'eau ou des routes, parfois ininterrompues, sans structure collective, ni centre ou signe de démarcation. Mais la liberté de circulation que permet l'absence de palissades ou de barrières entre les maisons, une méconnaissance de la nature des liens entre voisins (le plus souvent apparentés), l'ignorance des codes régissant leurs allées et venues et leurs tractations, amènent les observateurs extérieurs à concevoir un intense réseau d'échanges, verbaux et matériels, comme en témoignent ces mots d'un consultant belge : « Je t'assure, dans le quartier où j'habite, je vois bien que ce n'est pas comme chez nous ; les gens se parlent tout le temps, se prêtent des trucs, ils font tout ensemble, quoi. »

La communauté pour les pauvres

Certains types d'espace et d'habitat se voient également qualifiés du terme « communauté ». Dans un quartier de Phnom Penh, où se rend régulièrement une ONG qui engage des discussions au porte-à-porte sur les méthodes de prévention du sida, se côtoient les baraques d'un semi-bidonville et les villas des riches et puissants du royaume. Ces dernières, entourées de hauts murs et de grilles, demeurent, à leur grand regret, inaccessibles aux employés de l'organisation chargés « d'éduquer la communauté » *(community education)*. La communauté se définit alors par l'absence d'espace privé et la possibilité pour des agents extérieurs d'entrer dans cette sphère afin d'engager la conversation et de transmettre leur message. (« Mais d'abord, nous leur demandons toujours s'ils sont d'accord », ajoute leur responsable.)

La légitimation de ce type d'activités coïncide avec une vision très répandue de la population constituant les communautés, à savoir les classes sociales défavorisées. La meilleure illustration en est donnée par la salariée cambodgienne d'une autre ONG qui conduit également des sessions d'information dans un bidonville de Phnom Penh. Faisant référence à celui-ci, le personnel de cette organisation utilise constamment l'expression *sahakhum somnang anathipadeï*, « communauté de construction illégale », en anglais *squatter community*. Interrogée sur l'origine de cette appellation et sur la possibilité pour son propre quartier de se qualifier comme une « communauté », elle explique : « Là où je vis, à X., ce n'est pas une communauté, c'est un *sangkat* [quartier, commune]. Pour les gens qui vivent dans la légalité, nous disons *sangkat*. Pour les gens qui vivent dans l'illégalité, nous disons communauté. Ils peuvent appeler leurs amis et relations pour qu'ils viennent construire une maison et rester avec eux. Certains sont des soldats et des réfugiés, et ils n'ont pas d'argent [46]. »

Autre idée sous-jacente, le partage et l'obligation de s'entraider, vertus nées de la nécessité, caractériseraient les couches défavorisées de la population. Une communauté, cela veut souvent dire des pauvres gens, et les pauvres gens vivent en communautés. Toutefois, les locuteurs semblent constamment balancer entre l'affirmation d'un état de fait (« les paysans cambodgiens sont habitués à partager et à collaborer à l'intérieur de leur communauté et entre les différentes communautés [47] ») et la volonté de promouvoir une réalité sociale désirable. Là aussi, le discours hésite : « Aucun programme communautaire ne se fait jour comme ça, sans avoir passé énormément de temps à conscientiser les gens [48]. »

Dans ce discours, la communauté, c'est-à-dire l'existence soit d'un sentiment de destinée collective, soit de liens de partage entre tous les membres du village, existe. Mais il faut la construire ou la reconstruire. Comme l'avouait un responsable de programme, ces projets s'attaquent à une structure dont ils ignorent tout. Ce que les Cambodgiens appellent un village et la réalité des rapports sociaux qui y prévalent demeurent parfaitement ignorés.

La communauté, mode d'emploi

Les agences d'aide vont donc s'adresser à des ensembles anonymes, vastes et nombreux, qu'elles n'ont pas le temps de connaître. Des repères institutionnels servent à la fois à désigner la communauté et à la mobiliser, à commencer par la catégorie des *community leaders*. Ce terme désigne presque toujours les chefs de commune, de village ou de quartier, c'est-à-dire les unités de peuplement les plus petites, à l'exclusion des chefs de districts ou des gouverneurs de province. Il semble sous-entendu que ces dernières instances, plus politiques, ne correspondent pas à l'idéal de la communauté comme « lieu-de-partage-et-de-collaboration ». La démarche habituelle comprend une visite au chef de village à qui l'on expose les intentions de l'ONG. Il lui est alors demandé d'organiser un *village meeting* (ou *community meeting*). Les villageois ont une très grande habitude de ce genre de rassemblements, déjà connus sous le nom de *miting* du temps de Pol Pot et que le régime suivant continua de promouvoir.

Interminables, ils pouvaient s'achever de façon dramatique et tous ont appris à s'y exprimer le moins possible, attendant patiemment sa conclusion. Quelques organisations recourent éventuellement à des techniques dites « participatives » pour inculquer la notion, nouvelle, de communauté : « Après l'élection du comité santé du village, on leur demande d'identifier les problèmes et les besoins *via* l'"évaluation participative rurale". Nous utilisons des plans des villages, etc., pour leur faire réaliser qu'il s'agit bien d'une communauté : toutes les ressources et les habitations sont là [49]. »

Mais on peut se demander si les villageois désirent véritablement s'approprier la conduite des affaires du village ou du projet conduit par les organisations. Au Cambodge, les notions de primauté de l'harmonie sociale et de délégation des pouvoirs à un chef chargé d'assurer la protection du groupe correspondent à la répartition des tâches observées dans l'administration des villages du nord-est de la Thaïlande : il s'agit d'une démocratie non participative. Chacun doit accomplir son devoir dans le strict cadre de ses responsabilités. Peu importe que ce devoir lui soit imposé par l'existence, le sort *(kamma)* ou l'histoire : « Il s'agit de quelque chose d'inhérent à l'ordre du monde et à quoi on ne peut échapper. Si vous êtes né fermier, vous devez assumer les tâches qu'implique cette situation. Fort heureusement, chaque individu ne doit s'astreindre qu'à un petit nombre de tâches et peut ignorer celles des autres [50]. » Ainsi, le devoir *(nathi)* du chef est d'ordonner et le devoir des administrés est d'obéir, sans contester ni montrer de zèle excessif. Le désordre provoqué par les déviances que représentent les sorties du devoir affecterait non seulement l'ensemble du groupe, le statut et la « face » du chef, mais aussi celle du fauteur de trouble. Il en est de même au Cambodge, où « la première règle sociale peut s'énoncer ainsi : être discret, effacé, rester à sa place, c'est-à-dire être un *neak cuo*, quelqu'un qui reste dans le rang [51] ». Un comportement rationnel, raisonnable, implique donc de ne pas s'occuper de ce qui ne vous concerne pas. Quelques « développeurs » s'en sont aperçus : « Le Cambodge n'est pas vraiment réputé pour son volontariat [52]. » Cela n'empêche pas la plupart des agences de recruter et former d'autres représentants de la communauté : les volontaires villageois.

Les volontaires

Des volontaires villageois ou volontaires de la communauté (*community volunteers*), différenciés des « membres » de la communauté (*community members*), sont recrutés dans tous les domaines mais, plus particulièrement, pour des activités sanitaires au sein des comités de santé villageois. Lorsqu'ils existent, c'est le plus souvent à l'initiative des ONG ou des organisations internationales présentes. Les volontaires de santé villageois (ou *village health volunteers* ou VHV) qu'elles emploient servent à parler de la communauté, prouvent qu'elle existe. Ils permettent aux organisations de « discuter avec la communauté », de lui délivrer des messages et de réaliser le projet : « La communauté ? [...] Les gens en général. Et il faut trouver des canaux pour descendre le plus bas possible [53]. » De façon intéressante, cette dernière expression, énoncée par un expert français, recoupe le vocabulaire en vigueur dans les années soixante-dix et quatre-vingt, lorsque les cadres de la révolution ou du parti cherchaient à éduquer « la base » (*moulathan*) et « descendaient » la rencontrer (*choh moulathan*).

Quelques organisations ont l'impression d'innover : « L'emploi des volontaires de santé villageois est également une nouvelle approche du travail avec les communautés [54]. » Il s'agit pourtant, là encore, d'une politique remontant aux années soixante et dont les nombreux échecs ont été largement commentés, y compris au Cambodge : « Vers les années soixante, le service de développement communautaire était né, sous la houlette du ministère de l'Éducation nationale, "service de l'éducation de base", composé de fonctionnaires de l'État. C'était un service précurseur des soins de santé primaires. [...] L'échec fut total [55]. » Mais la plupart des ONG récusent ce constat [56]. Certaines organisent des élections, en s'arrangeant éventuellement pour que les personnes qu'elles désirent voir figurer au comité soient élues (« nous tenons à avoir l'accoucheuse traditionnelle et au moins 25 % de femmes »). D'autres attendent que le chef de village ou de commune ait désigné les volontaires... D'autres, encore, acceptent quiconque se présente mais reconnaissent qu'il s'agit souvent de jeunes, désœuvrés ou à la recherche d'un revenu, que personne n'écoute ni ne prend au sérieux : « Pour la plupart, ce sont des jeunes, encore célibataires, et les villageois ne sont pas intéressés [...]. Les mères disent : "Pourquoi ne demandent-ils pas aux gens âgés d'expliquer ce qu'est le sida ?" Mais il est difficile de choisir les volontaires, car "il n'y a pas de salaire, personne ne se porte volontaire" [57]. »

Par ailleurs, le concept de participation communautaire se montrant de plus en plus obligatoire et exigeant, les volontaires sont approchés par un nombre de plus en plus important d'organismes pour mettre en œuvre de plus en plus de projets. (Il s'agit notamment d'enregistrer les enfants à vacciner, de distribuer l'information sur l'avitaminose A, la dengue hémorragique, la malnutrition, la malaria, le tétanos néonatal, la tuberculose, et maintenant de participer aux journées de vaccination, d'assister aux réunions du comité villageois, de se rendre aux formations prodiguées par les ONG, etc.) Un volontaire qui accepterait de remplir toutes les tâches qui lui sont demandées travaillerait facilement à plein temps. Leur avenir s'annonce plus laborieux encore, puisque de plus en plus d'organisations parlent de démarrer des projets de soins à domicile pour les malades du sida. Appelés *community care* ou *home care*, ces programmes prévoient d'employer les volontaires de santé, de « créer un réseau de volontaires communautaires capables de prendre soin des membres malades de leur communauté [58] ».

Soins à domicile et soins communautaires

Au lieu d'employer le personnel médical local, sous-employé et mal payé, à des tâches qui sont de sa compétence, les organisations étrangères s'adressent donc à des non-professionnels, qui recevront des *per-diem* proches des salaires des fonctionnaires. Le travail de ces volontaires n'a pas encore été bien défini mais relèverait des « soins de base » dans le traitement des maladies opportunistes courantes comme les infections intestinales et cutanées, et consisterait à donner des conseils concernant l'alimentation, la propreté... La terminologie pour nommer ces activités hésite entre *home care* et *community care* parce que les soins sont effectués au domicile du patient. *Community* ou *community based* signifie alors tout ce qui se passe en dehors de l'hôpital [59].

Mais on espère aussi que le *community care* impliquera activement les membres de la communauté, laquelle connaît alors un nouvel avatar : « Oui, la communauté, ce sont les voisins. Si nous ne le faisons pas, nous voulons que la communauté le fasse, qu'elle soutienne la famille [60]. »

Quelques documents mentionnent la préférence manifestée par les malades pour un séjour à la maison en dehors des épisodes aigus mais, en général, la première raison invoquée dans la promotion du *community care* est que le système de santé ne peut subvenir aux besoins : d'une part, « pour beaucoup de gens au Cambodge, l'hôpital est tout simplement inaccessible – les familles ne peuvent assumer le transport ou les coûts médicaux[61] » ; d'autre part, « l'espace hospitalier ne va pas être capable d'assumer le nombre de patients du sida. La capacité institutionnelle à faire face est faible, voire inexistante. Pour prendre en charge les malades, il est nécessaire de renforcer les systèmes de réseaux [62] ».

Les employés des deux organisations s'occupant de patients sidéens à l'hôpital, tout comme ceux de l'une des ONG prodiguant des soins à domicile, se montrent partagés entre leur désir de « passer la main » – « le malade qui sort et qui n'a pas de famille, pour nous c'est un gros problème, on a besoin de la communauté [63] » – et la perception d'une société cambodgienne réticente à prendre en charge ses malades chroniques ou contagieux – « les patients abandonnés, c'est un problème pour le personnel, parce qu'il ne peut pas leur demander d'argent et qu'en plus il faut leur donner davantage de soins (les laver, les faire manger, etc.) que si la famille était là [64] ».

Les limites de ce que la famille elle-même accepterait de prendre en charge sont connues : une enquête révélait qu'en milieu rural en particulier (où vit plus de 80 % de la population), 75 % des personnes interrogées refuseraient de s'occuper d'un sidéen, d'un lépreux ou d'un tuberculeux, même s'il s'agissait d'un membre de sa famille [65]. La réalité de l'abandon du patient par ses proches relève de la crainte de la contamination mais aussi, sans doute, d'un sentiment de honte et de la peur d'être montré du doigt par les voisins. Les ONG menant des programmes sida en Thaïlande notent que les malades sont abandonnés en ville (à l'hôpital ou à la pagode) par leurs proches. Aussi ne peut-on que se poser des questions lorsque certaines organisations, à la recherche des structures communautaires « traditionnelles », étudient la possibilité de faire soigner les malades dans les temples, comme en Thaïlande.

Les représentants « traditionnels » de la communauté

Un nombre croissant d'organisations recherche les « leaders traditionnels » ainsi que les « systèmes de soutien traditionnels ». Les bonzes, les nonnes, les matrones ou les médecins traditionnels sont ainsi identifiés comme les « représentants de la communauté » ou comme des « *community resources* »[66].

L'image du religieux promoteur actif de l'entraide, de la fraternité et de la collaboration ou agent du changement social, bien que très récente en Occident, imprègne ces représentations et modèle les projets des organisations. S'il est vrai que le monastère répond bien à l'idée de communauté religieuse (le *sangha* est la communauté des moines) telle que nous l'entendons, les relations entre bonzes et paysans se présentent tout autrement. À l'image de la consultation auprès du guérisseur *(kru khmer)* ou de l'injecteur/poseur de perfusion villageois *(kru pet)*, la relation au moine, même empreinte de plus de respect, demeure largement contractuelle. Or les organisations internationales occidentales qui recherchent la participation des bonzes et des religieuses dans les programmes sida attendent d'eux bien davantage. Dans leur quête d'une prise en charge des malades du sida « par la communauté », de plus en plus d'organisations considèrent le temple comme l'institution communautaire par excellence : « Si le village est l'unité de base de la société civile cambodgienne, le *wat* (temple) sous-tend la solidarité de chaque village et le *shanga* (ordre monastique) représente l'institution la plus étendue et la plus solide de la société civile [67] ». Elles souhaitent leur voir jouer le rôle des pagodes de Thaïlande, estimant que, dans ce domaine, « des enseignements peuvent valablement être tirés des expériences en Thaïlande du Nord [68] ».

En réalité, plus que par son statut d'instance communautaire, la pagode intéresse les autorités parce qu'elle représente une alternative bon marché à la prise en charge des patients, comme le reconnaît Thia Phalla, directeur du Programme sida au ministère de la Santé : « Dans la mesure où nos ressources ne nous permettent pas de faire face au problème, l'utilisation des établissements religieux [...] est une possibilité très intéressante [69]. »

L'idée apparaît séduisante. Malheureusement, elle repose sur une double illusion. La première concerne le rôle de la pagode dans le sentiment d'appartenance à une communauté. Comme pour la notion de village, cette interprétation de la vie religieuse doit largement au modèle occidental et chrétien, en l'occurrence celui de la « paroisse ». Or la pagode, située à l'extérieur du village, ne rassemble essentiellement, les jours prescrits, que les vieilles femmes et quelques hommes pieux et âgés. Les membres du comité de pagode viennent des « vieilles familles » du village, celles qui jouissent à la fois de plus de terres et d'une certaine considération. En dehors des contributions à la réfection des bâtiments, les villageois ne participent que très peu à la vie et aux activités de la pagode : on s'y rend en moyenne quatre fois par an. Fiers, il est vrai, de la beauté de leur temple, les paysans ne collaborent fondamentalement à son édification et à la vie matérielle des religieux que pour acquérir des mérites. Les ONG semblent, hélas, ignorer complètement cette notion essentielle « d'acquisition de mérites » sur laquelle elles pourraient pourtant plus facilement fonder leurs programmes que sur celle, occidentale et chrétienne, de « partage ».

De surcroît, l'engagement politique et social des bonzes, au Cambodge, s'est toujours révélé limité et marginal. Une minorité active tient le devant de la scène et se montre capable de mobiliser chaque année plusieurs milliers de personnes pour des marches et manifestations pacifiques. Dans certaines provinces et au sein de certains monastères, ces moines accepteront peut-être de s'engager. Mais la majorité du clergé bouddhiste ne montrera probablement pas beaucoup d'enthousiasme dans l'accueil et le traitement des sidéens. Dans la pratique, lorsque des patients ont été conduits à la pagode voisine, ils ont parfois été rejetés, comme dans le cas suivant : « [Il y avait] un mendiant qui dormait près de la porte du stade. Personne ne faisait attention à lui. J'ai appelé M. So pour qu'il l'emmène à l'hôpital mais il a refusé en disant que le docteur ne l'accepterait pas. Je ne savais pas où l'emmener, alors je l'ai emmené à la pagode [...]. L'*achar* [prêtre laïc] est venu à mon bureau et m'a demandé : "Pourquoi avez-vous amené une personne vivante à la pagode ? C'est illégal !" Alors je l'ai ramené au stade et l'ai laissé sur le sol [...]. Il est mort deux jours après [70]. »

La seconde illusion porte sur la qualité de l'accueil dans les pagodes de Thaïlande. Le fait que celles-ci servent d'abri à des malades cherchant l'anonymat, voire, au grand regret de leurs responsables eux-mêmes, de dépotoirs pour les familles qui veulent s'en débarrasser, est rarement mentionné. Moins visibles que leurs dortoirs pleins de mourants, les efforts des moines thaïs pour convaincre les familles de soigner leurs malades à domicile sont beaucoup moins rapportés. Les craintes et critiques du personnel médical local à l'égard de ces centres de soins sans professionnels, médicaments, ou capacités de prévenir la contamination des porteurs sains, demeurent tout aussi ignorées.

Quelques hypothèses

Le débat académique, ancien et très largement documenté, autour du concept de « communauté », a surtout été animé en Occident par la psychosociologie et les sociologues des organisations. L'importation massive de ce modèle dans les pays du Tiers Monde, son utilisation et son impact n'ont pas encore été analysés, alors que des sommes considérables lui sont consacrées dans un contexte de grande pénurie. Quelques-unes des personnes rencontrées lors d'entretiens ont manifesté de l'impatience à l'égard des réserves que pouvait suggérer l'absence d'une définition précise de la « communauté » sur laquelle s'appuient leurs programmes : le sida progresse à toute vitesse au Cambodge, il y a urgence, nous devons tout essayer, disaient-elles. L'idée qu'il n'est pas besoin de savoir ce qui constitue véritablement une communauté à partir du moment où « quelque chose se passe » a été exprimée plusieurs fois (« Oui, c'est une définition dynamique de la communauté, quand les gens agissent ensemble »).

Ce point de vue a déjà été soutenu par des spécialistes en santé publique : « Il n'est pas possible, ni même utile, d'avoir une définition universellement valable de la participation communautaire [71]. » Mais ce qui est alors en cause est la « participation », non la communauté en tant que corps stable et constitué. Quelques sociologues des organisations admettent l'existence de communautés qui « se définissent [...] non en elles-mêmes mais par rapport à une action [...] Elles peuvent se défaire lorsque l'action ne les mobilise plus, de la même manière qu'elles s'étaient créées au moment de l'action [72] ».

Mais la volatilité de ce genre d'institution permet-elle d'envisager le travail de longue haleine que représente l'administration de soins à des personnes gravement malades pendant plusieurs années ? Pour les membres de l'aide internationale, l'essentiel réside peut-être davantage dans la possibilité d'obtenir une réponse rapide à leurs sollicitations. L'hiatus entre la réalité sociale observée (« les Cambodgiens ne sont pas du tout communautaires ») et le mandat de mobilisateur de rapports sociaux latents (« aucun programme communautaire ne se fait jour comme ça, sans avoir passé énormément de temps à conscientiser les gens »), vécu dans une situation définie comme urgente (d'autant plus que le technicien expatrié doit faire ses preuves en un temps réduit : deux ans en moyenne, parfois moins), conduit à composer avec les explications rationnelles, à se satisfaire de résultats non quantifiables, à rechercher une efficacité immédiate. Crûment résumé, le mandat de l'administrateur international consiste à décrocher un budget, puis à le dépenser. Ce qui provoquerait chez nous un tollé de la part de l'ordre des médecins et des associations de défense de malades (« d'usagers ») semble acceptable ailleurs parce que c'est le Tiers Monde. Sous des discours lénifiants, le peu d'intérêt des organisations internationales pour les réalités complexes des sociétés dans lesquelles elles interviennent justifie et répond à la demande de désengagement des États sur place. On remet donc le fardeau aux pauvres : la « communauté », ce sont les patients les plus démunis. Qui osera dénoncer le faux-semblant de ces bons sentiments, le vide de ces formules toutes faites et la naïveté criminelle des « gentils membres » du monde caritatif ?

Le désert sanitaire

par Philippe Biberson

La notion de « désert sanitaire », qui désigne une absence supposée et presque totale de structures de soins, a souvent servi de prétexte à la mise en place de projets, nés de la possibilité ou du besoin d'agir beaucoup plus que du besoin exprimé ou objectif des populations. Telle organisation, par exemple, ou tel gouvernement en mal de projet de coopération jettera son dévolu sur une région défavorisée, non pas en considération d'une demande, mais en fonction des moyens de réponse existants en attente d'être utilisés. La demande, créée de toutes pièces par l'offre de services, se voit justifiée par l'existence d'un vide, alors même qu'elle ne repose que sur la seule logique institutionnelle des moyens techniques et/ou financiers.

Dans certains cas, la motivation médicale ou sanitaire n'est même pas à l'origine du projet : il s'agit purement et simplement d'un besoin politique ou diplomatique qu'il faut matérialiser par des échanges et des flux financiers. La mise en place de structures médicales constitue alors un terrain de choix, moralement irréfutable, politiquement toujours porteur. Plus que tout autre cadeau, un hôpital est un puissant symbole d'amitié, dont l'offre se pare toujours de discours sur « l'immensité des besoins », qui accompagne fréquemment le « désert sanitaire » : une justification de bon aloi, rien de plus.

Mais cette notion de désert sanitaire est plus qu'un alibi délibérément construit : ce peut être aussi une erreur commise de bonne foi. Elle repose sur un fonctionnement mental issu d'une conception inconsciemment paternaliste, dédaigneuse des sociétés non occidentales, dont l'obscurantisme supposé doit être combattu ; elle renvoie à la conviction qu'il n'existe qu'une médecine scientifique, universelle, opposée à des pratiques de sorciers charlatans. Cette attitude ne souffre ni discussion, ni prise de recul, ni examen approfondi et il semble tout à fait superflu d'en parler avec les intéressés. Comme si notre conception de la santé, notre modèle de médecine (et pourtant, bien souvent, nous ne voudrions en aucun cas des systèmes que nous proposons aux autres) devait nécessairement convenir à tout le monde et à tous les peuples, en vertu du principe selon lequel le progrès ne se refuse pas...

Comme l'existence des lieux de soins traditionnels ne se laisse pas voir au premier venu ni au premier coup d'œil, on imagine qu'il n'y a rien du tout. Incapable de décrire une réalité qui se dérobe, l'observateur pressé conclut à l'absence, au néant. Pour l'expert occidental(isé) qui ne croit que ce qu'il voit, le réel se réduit au visible et la dimension politique de la santé est simplement mise de côté au profit d'une vision technique idéologisée. Le désert sanitaire découle de la description erronée, parce que simplifiée à l'extrême, d'une situation en réalité beaucoup plus complexe et subtile. C'est l'incapacité de concevoir la différence autrement qu'indigne de toute considération. Le regard passe à travers, d'autant plus facilement que cette suffisance s'appuie sur tout un arsenal de slogans moralisateurs sur le thème inépuisable du progrès : « Le progrès ne vaut que lorsqu'il est partagé », « la santé est la base du développement », « la santé est un droit »...

Il ne s'agit pas, à l'inverse, de faire l'apologie du primitif, du traditionnel, du culturel, ou encore de la souffrance et du dénuement comme valeurs authentiques, mais bien de reconnaître un manque de considération pour ce qui se déroule sous nos yeux et qu'une certaine idéologie ignore. Il s'agit de prendre en compte, plus prosaïquement, l'existence de soignants, acteurs sociaux de premier plan, dont les capacités thérapeutiques sont reconnues localement. Ces capacités ne sont pas validées par des essais cliniques, certes, mais par des personnes qui les ont empiriquement vérifiées, non dans le cadre d'une compréhension (partiellement) scientifique, mais dans celui d'une réponse (partiellement) satisfaisante au besoin de se soigner.

Mon propos n'est pas de décrire ces projets médicaux sans rapport avec la santé des populations, mis en place et poursuivis comme des outils de communication politique pour de pures raisons d'image. Je me contenterai donc de mettre en évidence la commodité intellectuelle qui permet de ne voir, dans les sociétés où nous intervenons, qu'une population en déshérence, prête à accueillir toute initiative sanitaire comme un bienfait, une promesse de mieux-être.

La mission MSF en Guinée entre 1985 et 1990

Au lendemain de la mort de Sékou Touré, en 1984, la république de Guinée s'ouvrait à de nouvelles formes de coopération et renouait ses liens avec d'anciens partenaires, en particulier européens. L'Union européenne ouvrait une représentation à Conakry et des fonds importants étaient mis à disposition dans le cadre des accords de Lomé (Fonds européen de développement, FED) en particulier dans le domaine médical et sanitaire.

L'Unicef trouvait en Guinée une des premières occasions de mettre en place à l'échelle d'un pays tout entier un modèle de développement durable des systèmes de santé, fondé sur la décentralisation et une certaine forme d'autogestion, qu'on baptisa l'initiative de Bamako.

L'initiative de Bamako (IB), initiative conjointe de l'Unicef et de l'OMS, a officiellement vu le jour lors de l'assemblée régionale de l'OMS en 1987 à Bamako, au Mali. Presque dix ans auparavant, en 1978, s'était tenue à Alma-Ata la conférence de l'OMS où avait été mise au point la stratégie dite des « Soins de santé primaires », en réponse à la faillite des systèmes de santé clés en main installés au lendemain de la décolonisation. Cette stratégie mettait l'accent sur les soins essentiels visant les causes les plus fréquentes des maladies et des décès. Le système reposait sur des agents de santé communautaire bénévoles, formés en quelques semaines, disposant de « pharmacies villageoises » comportant de cinq à dix médicaments. Ces agents, inspirés de l'expérience des « médecins aux pieds nus » chinois, étaient responsables des soins courants, de la prévention et de l'éducation pour la santé.

Il s'agissait, à Bamako, de faire le point sur cette stratégie de développement de l'accès aux soins et de proposer une relance de tous les acteurs de la santé dans le monde. Le bilan, sans aller très loin dans l'analyse des déterminants politiques, faisait état de plusieurs problèmes constants : l'incapacité croissante des États à financer les dépenses de santé de leur population, l'accaparement des ressources parfois conséquentes par les centres hospitaliers et surtout dans les capitales au détriment de la périphérie, la dégradation de l'accès aux soins dans la plupart des pays d'Afrique et d'ailleurs.

Il était clair que l'objectif prôné à Alma-Ata, de toute façon absurde, « la santé pour tous en l'an 2000 », ne serait pas atteint, et le risque de démobilisation des donateurs grandissait. Pour remédier à cette situation et raviver l'intérêt des bailleurs de fonds, il fallait proposer une nouvelle approche pour les soins de santé primaires et un nouveau slogan : la gestion décentralisée et le recouvrement des dépenses de santé par le paiement des soins. L'initiative de Bamako était née.

Les soins de santé devenaient officiellement payants et surtout leur gestion se ferait sur place. La vente des « médicaments essentiels », achetés à prix coûtant et revendus avec une marge bénéficiaire, devait assurer le financement des dépenses de fonctionnement des centres de santé et le réapprovisionnement en médicaments ; c'est ce qu'on a appelé le « recouvrement des coûts ». Certains allaient même jusqu'à proposer que les activités préventives comme la vaccination soient financées par le produit de la vente de soins curatifs.

La participation communautaire, souvent présentée comme un fait acquis et comme allant de soi, était décrite à la fois comme le moyen et la garantie d'un fonctionnement durable puisque la population gérait elle-même ses investissements et en percevait les fruits. L'idée n'était pas neuve, mais elle était simple et enthousiasmante. Les bases expérimentales du modèle proposé demeuraient maigres ; toutefois, il fallait sortir de l'ornière, et les donateurs réagirent favorablement. Les États, conscients des contraintes que comportait cette politique de santé fondée sur la décentralisation et l'autogestion, se laissèrent cependant tenter par l'aventure et adhérèrent les uns après les autres à l'initiative de Bamako. C'était, à court terme du moins, la garantie de relancer les systèmes de soins de santé primaires et de voir les subventions ainsi que l'aide technique connaître un nouvel essor.

Il ne s'agit pas ici de discuter du bien-fondé de ce modèle, mais bien de discuter de « l'importation » d'un système clés en main et de l'idée sous-jacente de désert sanitaire. Pour imposer une direction à l'effort de reconstruction des structures de santé en Guinée (la dénomination exacte du programme était : PEV/SSP/ME : Programme élargi de vaccination – Soins de santé primaire – Médicaments essentiels), tous les partenaires avaient besoin de cette référence au désert sanitaire – pour ne pas dire le désastre sanitaire. Non seulement le programme PEV/SSP/ME était considéré honnêtement comme une option intéressante, mais la réalité faisait que l'on ne voyait pas d'alternative.

MSF, à l'époque (1986) en plein développement, se déploya dans ce cadre avec enthousiasme dans ce pays accueillant, riche d'une population chaleureuse qui semblait, elle aussi, croire à la sortie du tunnel. Un petit reportage vidéo, réalisé durant cette période par MSF et intitulé *La Guinée se refait une santé*, traduisait parfaitement cet enthousiasme, cette bonhomie et la camaraderie qui unissait les équipes et leurs partenaires guinéens. Mais ce documentaire, destiné à montrer le savoir-faire des équipes et la clarté des objectifs de la mission, trahit, sans le vouloir, une attitude aveugle, une vision très approximative de la réalité du terrain.

En quelques formules lapidaires, la médecine en Guinée est décrite comme « en ruine ou inexistante ». Ce constat est repris à l'identique par un médecin guinéen, responsable de la santé au niveau préfectoral, qui ajoute avec candeur, pour expliquer la quasi-désertification des hôpitaux et des dispensaires, qu'il existe une « crise de confiance entre la population et le service de santé ». Nous remarquons, au passage, que les médecins et responsables guinéens ne sont, à ce moment-là, d'aucun secours pour corriger le tir. De bonne foi, acquis au discours de la page blanche, ils en rajoutent et gardent pour eux ce qu'ils savent des réalités de la santé et de la médecine dans leur propre société, car l'inverse serait pour eux le début de la schizophrénie.

Plus loin dans le film, l'image d'un bulldozer faisant table rase des ruines de certains bâtiments de l'hôpital de Kouroussa accompagne le commentaire d'un logisticien, c'est-à-dire, dans le jargon des organisations humanitaires, d'un technicien : « Quand on est arrivé, au début, il n'y avait rien, tout était en ruine. » À plusieurs reprises, on entend : « En Guinée il n'y a rien, on ne trouve rien, il faut tout faire venir, il n'y a pas un seul médicament, tout est vide. » Ou encore : « Tout doit venir de Paris. » Tout est dit...

La Guinée d'après Sékou Touré s'offrait comme vierge de tout passé de santé, ce qui, même en dehors d'une médecine traditionnelle florissante, était tout à fait faux. La Guinée avait connu une phase de coopération florissante avec le bloc soviétique et les « pays frères ». De nombreux médecins guinéens avaient fait leurs études dans les pays de l'Est et à Cuba. Mais tout ce qui avait existé se voyait ignoré ou était totalement en ruine et, partant, l'idée que la médecine avait disparu de cette société constituait le point de départ en même temps que la légitimation de ce qui allait suivre. Quel meilleur terrain que la page blanche, la terre vierge ?

Le démarrage de la mission

Bien sûr, au premier abord, on ne voyait qu'hôpitaux vides, désertés par les patients, sans eau ni électricité, sans médicaments ; équipements vétustes et déglingués, personnel absent, fantomatique ; dispensaires en ruine comme la plupart des équipements collectifs. Dire qu'il n'y avait pas de demande ou qu'elle était créée de toutes pièces serait très exagéré. Bien au contraire, au niveau local comme au niveau national, les attentes apparaissaient fortes, unanimes. Quel chef de village, quel préfet, quel directeur des services de santé n'aspirait à voir revivre ses structures de santé ? Toutefois, les contreparties exigées de ce système pouvaient faire réfléchir. Or la méfiance ou les réserves se virent rapidement vaincues par les nécessités immédiates. Nos amis africains ont depuis longtemps appris à reléguer leurs réticences et leurs doutes (en général, fort légitimes) sur la validité de ces « projets importés » dans le moyen ou le long terme, devant l'évidence « du besoin d'agir ».

Sans mettre en doute l'honnêteté des partenaires, on peut cependant observer une certaine forme de collusion d'intérêts dans cette hâte à conclure. Le « désert sanitaire », qu'il soit formulé explicitement ou non, constitue le point de rencontre, le raccourci qui permet d'aller de l'avant dans les délais qu'imposent la « gravité de la situation » et surtout les échéances (l'année budgétaire, le calendrier électoral, etc.) Quant aux aspirations de la population, elles sont fortes, naturellement, même si la démarche, hâtive, fait souvent, hélas, l'économie de les préciser. Quelle mère de famille ne rêvait de pouvoir conduire son enfant fiévreux dans un dispensaire accueillant pour y recevoir des soins efficaces ? Mais entre la demande, les besoins et le projet médical pourront se révéler par la suite des écarts extraordinaires.

En Guinée, la participation communautaire était très fortement mise en avant et elle était, du reste, une des clauses contractuelles du projet. La référence à la participation communautaire servait autant à authentifier l'existence d'une demande qu'à la matérialiser sous forme de contribution à la construction et à la gestion du dispensaire. Visitant un jour un dispensaire, un logisticien pressé explique que les travaux de rénovation vont commencer rapidement : « J'attends la *participation communautaire* et nous nous mettrons au travail. » Ainsi, la participation communautaire s'était réduite, du moins dans le langage de ce logisticien, à un tas de sable, quelques madriers, des briques... Du point de vue de la « communauté », l'adhésion au projet s'était-elle aussi transformée en corvée ? C'était le cas, manifestement, dans certains villages et la nécessité « mécanique » d'étendre le projet faisait, en réalité, souvent l'impasse totale sur l'adhésion des populations en transformant la participation communautaire en « obligation » communautaire, selon le mot d'un autre logisticien.

En général donc, la demande, à défaut d'être explicite (et concordante), n'en était pas moins forte. C'est ainsi que l'on tomba très rapidement d'accord sur tout ce qui concernait les constructions, l'infrastructure, le matériel et l'équipement. Objectivement, tous ces investissements sont fonctionnels et peuvent faire l'objet d'une utilisation ultérieure ou le cas échéant d'un « recyclage ». Pourquoi ne pas en convenir *a priori*, sinon pour régler quelques détails et éventuellement rallonger la liste des investissements ? Mais sur le fond, « pas de problème ». Un dispensaire neuf représente aussi du prestige pour les médecins, du travail pour les entreprises, du pouvoir pour les politiques, de l'influence pour les chefs, de l'enrichissement pour certains et parfois l'espoir, pour la population, de soins de santé de meilleure qualité.

Enfin, la mission intervenait dans un contexte de fin de dictature, propice aux élans de reconstruction, à l'audace des initiatives nouvelles et à l'enthousiasme des participants. Nous voilà donc embarqués...

Le temps des complications

La première phase passée, et le premier dispensaire construit, les difficultés commencèrent. Il est hors de propos de les citer toutes, car un certain nombre d'entre elles ne découlent pas spécifiquement de la notion de « désert sanitaire ». Il n'est pas utile non plus d'évoquer ces difficultés par ordre d'apparition, mais il en est une qui, à coup sûr, mérite la première place, car elle a participé à toutes les autres – peut-être même les a-t-elle toutes générées. Il s'agit de la nécessité *structurelle*, programmatique, de reproduire l'expérience et de l'étendre pour la généraliser à l'ensemble de la Guinée.

Certes, cette nécessité (généraliser la « couverture » du programme PEV/SSP/ME) naît d'un souci d'équité : comment réhabiliter ce dispensaire-ci et relancer des activités médicales pour cette population-là tout en ignorant ce qui se passe un peu plus loin ? Comment justifier ce choix, en fonction de quelle priorité ?

La tâche s'est avérée impossible ; d'autant plus que, depuis le début, il n'était pas prévu de la situer dans une perspective d'évaluation objective des besoins, ni de discrimination fine entre les priorités médicales des différentes régions, des différentes populations, mais, comme on l'a vu, dans celle d'un diagnostic globalisant, radical : le « désert sanitaire ». Par ailleurs, nos partenaires, gouvernement guinéen et bailleurs de fonds, s'ils comprenaient les impératifs d'une certaine progressivité pour la mise en œuvre du projet, n'en avaient pas moins les leurs : couvrir l'ensemble du pays, dépenser les budgets engagés dans les délais prévus.

Telle est toute l'ambiguïté de ce qu'il est convenu d'appeler le « projet pilote » qui, parfois, confine à l'imposture intellectuelle à moins de faire l'objet d'un examen critique capable d'une réelle remise en cause. La plupart du temps, la logique médicale entre en conflit avec la logique institutionnelle. C'est le plus fort qui gagne. En l'occurrence, la logique médicale partait ici avec un fort handicap et, le temps passant, il devenait de plus en plus difficile d'en tenir compte.

En Guinée, la nécessité de penser en termes de « couverture » mais aussi la conviction « que tout était à faire » nous a conduits à suivre les impératifs de planification imposés par le programme PEV/SSP/ME. Débuté dans la préfecture de Kouroussa, le projet se développa rapidement dans celle de Mandiana, puis celle de Kankan et enfin celle de Dabola. Toutes ces préfectures sont situées dans la province de Haute-Guinée ; dans chaque préfecture, l'hôpital ainsi qu'une dizaine de dispensaires périphériques, parfois flanqués de postes de santé, furent progressivement réhabilités et les activités de santé reprirent selon les normes du « programme », d'autres organisations se voyant confier d'autres préfectures dans d'autres provinces. Ainsi, l'évolution du projet représentée par des tâches de plus en plus nombreuses et de plus en plus denses projetées sur la carte de la Guinée prenait l'aspect tant désiré de la « peau de léopard » chère tant aux experts en développement qu'aux politiques.

Cet impératif d'un progrès rapide, accepté comme un beau défi d'organisation mais, dans le même temps, insuffisamment critiqué par les médecins et les infirmières, à qui on ne demandait pas de se comporter comme des soignants, des praticiens, mais comme les gestionnaires d'un programme, fut probablement à l'origine de tous les dérapages que connut cette mission.

La tâche confiée aux équipes de MSF n'était pas tant de soigner que de « mettre en place » le programme PEV/SSP/ME et de proposer à nos partenaires centraux des observations critiques et des suggestions d'amélioration. Cette « recherche appliquée », selon l'expression consacrée, était sincèrement appréciée mais ne pouvait à aucun moment devenir une remise en cause des fondements du programme : c'est ainsi qu'une critique pertinente peut donner lieu à une persistance dans l'erreur et même conduire immanquablement à une fuite en avant.

Pas de substitution : tel était l'impératif. Au nom de la « non-substitution » (il ne fallait pas se substituer aux compétences médicales locales), les équipes étaient invitées à ne pas s'immiscer dans le travail des médecins et autres personnels médicaux guinéens, mais à leur proposer une aide à travers des échanges informels, des séances de formation et un accompagnement très complexe appelé « monitorage ».

L'implication directe de médecins et d'infirmières de Médecins sans frontières dans les soins, réelle à cette époque, était considérée comme une concession faite à des volontaires dotés d'un esprit décidément trop « curatif » par opposition à ceux qui avaient davantage une « vision de santé publique » et la fibre du formateur. Dans les hôpitaux cependant, en raison du manque de personnel guinéen compétent, des pédiatres, des chirurgiens et des sages-femmes, etc., ont travaillé comme médecins, en impliquant leurs collègues guinéens, en s'enrichissant de leur savoir médical et surtout de leur connaissance du pays.

Faute de pouvoir, par manque de temps, de moyens et de compétences, former ou recycler l'ensemble du personnel médical à pratiquer la médecine, nous eûmes recours à des attitudes diagnostiques et thérapeutiques simplifiées. L'essentiel des actes médicaux était codifié en différentes attitudes standard dans un « ordinogramme », un document consistant en un arbre de décision. À partir de l'énoncé d'une « plainte » par le patient, l'ordinogramme devait conduire à formuler un diagnostic. À chaque diagnostic correspondait un traitement standardisé, ainsi qu'une facturation, puisqu'il s'agissait d'un système de soins payants.

En réalité, ne pas faire de la médecine nous a conduits à faire de la non-médecine, conséquence, parmi d'autres, du primat initial de « désert médical ». Cette simplification excessive de la démarche diagnostique, faisant même abstraction de la relation soignant-soigné (au profit de la seule notion « d'accueil du patient »), alliée à la nécessaire « pensée en kit », imposée par l'objectif de reproduction à l'identique pour raison de couverture, a entraîné deux extrêmes : d'un côté, un minimalisme médical, de l'autre, une hypersophistication des systèmes d'évaluation programmatiques, mais sans rapport avec la santé des populations puisque ces dernières n'étaient pratiquement considérées que comme des données statistiques.

La santé publique par ordinateur

Le « monitorage » constituait le fondement de l'évaluation du programme. À partir d'un chiffre de population situé dans un périmètre donné autour du dispensaire, d'un profil épidémiologique, il était possible, du moins théoriquement, d'établir des objectifs quantitatifs, non seulement de l'activité attendue de la consultation, mais encore de la consommation en produits pharmaceutiques et en médicaments ainsi que de la recette correspondante.

Mais cette frénésie programmatique et ses corollaires, le rapport intermédiaire, le rapport périodique, le rapport de visite de supervision, le rapport semestriel et, enfin, le rapport annuel, ne se sont développés que grâce à – ou plutôt à cause de – l'introduction du seul outil qui la permettait : l'ordinateur portable. À cette époque, son utilisation accrue, notamment à travers le traitement de texte et le tableur, permettait de produire des rapports successifs dont une grande partie du narratif, voire des tableaux et des graphes, reprenait ceux des rapports antérieurs. Sans parler de la possibilité de faire la synthèse des données de plusieurs dispensaires, à même de dégager des visions plus globales. L'ordinateur exerça une sorte de fascination qui, seule, peut expliquer, non seulement la quantité et le volume des rapports produits, leur qualité technique, mais encore et surtout, l'orientation purement quantitative de leur contenu.

Était notamment relevé, pour chaque dispensaire et pour chaque activité, le taux de fréquentation du dispensaire ou de l'activité (par exemple : visite prénatale, consultation des moins de 5 ans...), à partir duquel l'on calculait un « taux de couverture » par rapport à une fréquentation ou un taux d'activité attendus – c'est-à-dire par rapport à un objectif théorique calculé à partir des chiffres de population. L'activité du dispensaire ainsi mise en graphes était consignée mois après mois : nombre de premiers contacts, total des recettes, total des consommations, pourcentage de recouvrement des coûts et évolution du coût moyen d'un traitement. Toutefois, dans ce contexte, les équipes MSF éprouvaient de plus en plus de difficultés, en tant que médecins, à reconnaître la validité de ce qu'elles préconisaient comme gestionnaires de programme. Cette appréciation quantitative, ces données quantifiées ne parvenaient pas à évaluer la qualité du service rendu en termes humains.

L'ordinogramme était bel et bien l'arbre de décision. Les médecins – dans les faits, au niveau des dispensaires, il s'agissait le plus souvent d'assistants médicaux – étaient encouragés à développer leur sens de la discipline, en se soumettant aux guides de prescription *(guide-line)* et aux contrôles baptisés « monitorage », et non leur sens critique, leur intuition ou leur sens clinique. Ainsi, la qualité de la rencontre programmée entre médecin et malade était jugée en fonction du respect des protocoles et de l'écart entre ce qui était attendu et ce qui s'était produit. Toute divergence entre résultats attendus et réalité mettait en cause soit la conduite du médecin, soit celle du patient. Ces données quantifiées servaient ensuite de base à des réunions programmatiques, appelées séminaires, dans lesquelles étaient discutés les points positifs et les points faibles. Pour y remédier étaient ensuite programmés des séminaires de formation pour les soignants et pour les patients, une certaine forme de « marketing social ».

Rapidement, le problème majeur perçu par l'ensemble des partenaires fut la « faible fréquentation des dispensaires ». Dans les synthèses successives, l'on relève, par exemple, que « le taux de fréquentation qui s'établit à 0,3 consultation par an et par habitant, compte tenu du nombre d'épisodes de maladie attendu, signifie que le dispensaire ne prend en charge que moins d'un tiers des patients ». À la fin de l'année 1987, un rapport mentionne en conclusion : « Résultats décevants, le nombre de consultations reste faible par rapport au nombre attendu. Les causes probables sont : soit un manque de confiance de la population, soit la persistance d'un système parallèle encore important, soit les deux. L'introduction de médicaments en quantité suffisante n'a pas inversé la tendance. »

Malgré ces dernières observations d'un grand bon sens, et sans doute par crainte des implications opérationnelles qu'elles laissaient entrevoir : ralentissement de la mise en œuvre du programme, remise en cause des outils..., les raisons de ces dysfonctionnements sont jugées suffisamment obscures et complexes pour qu'il soit envisagé de mener une étude avec la collaboration d'un sociologue. Des divergences importantes sur la conduite du programme commencèrent à se faire jour entre l'Unicef et MSF ; si une expertise sociologique fut demandée, elle n'était pas tant destinée à comprendre qu'à convaincre et à démontrer. Il s'agissait pour MSF, en utilisant un outil que nos partenaires ne pouvaient pas réfuter, de chercher des arguments pour dénoncer un certain aveuglement, voire un certain dogmatisme, et tenter de freiner ce qui commençait à nous apparaître comme une fuite en avant. Il y avait donc clairement de notre part une volonté de détournement de l'objectivité scientifique de cette étude...

Un projet de consultation fut donc rédigé à l'initiative du coordinateur de MSF pour être soumis aux partenaires du programme. En janvier 1989, ce projet fut intitulé : « Représentation de la maladie, médecine traditionnelle et impact du programme PEV/SSP/ME. » Mais, curieusement, en mars de la même année, le projet revu et corrigé fut finalement accepté sous le titre : « Évaluation socio-économique de la fréquentation des centres PEV/SSP/ME et de la participation communautaire. » Toute analyse des populations, de leurs habitudes médicales, de leurs attentes, de leurs pratiques avait donc disparu. L'étude s'attacherait plutôt à montrer que la fréquentation d'un dispensaire décroît avec la distance à parcourir pour l'atteindre ; elle définirait sans doute des « seuils » variant avec l'état des routes et l'existence de transports en commun, elle cernerait le « prix acceptable » d'une consultation et sa variation en fonction de la disponibilité fiduciaire du foyer... En conséquence, cette étude reposant sur un malentendu complet ne fut pas poursuivie au-delà de l'étude préliminaire.

INTRODUCTORY OFFER TO NEW SUBSCRIBERS + FREE ACCESS TO THE ECONOMIST WEB EDITION

Save up to £1.32 per copy when you subscribe to The Economist.

I wish to take out a subscription to The Economist for the period indicated. I understand that I may cancel at any time under the terms of your guarantee. As a new subscriber I claim my introductory discount. In addition, all Economist subscribers have FREE access to The Economist Web Edition at www.economist.com until the end of 1998.

Please quote this reference with your order: ULN5 D

To subscribe today:
Call now on: 01708 381 555.
Fax this form on: 01708 381 211.

Or, post this form to: The Economist Newspaper Ltd, PO Box 14, Harold Hill, Romford RM3 8EQ, UK.

☐ Mr ☐ Mrs ☐ Miss ☐ Ms ☐ Other Title _____
Surname _____
Initials _____
Job Title _____
Company _____
Address _____
Postcode _____
Tel No _____
Fax No _____

Please send me a subscription to The Economist for:

☐ 3 years (153 issues) **Save £1.32 per copy** Pay £166.00
☐ 2 years (102 issues) **Save £1.19 per copy** Pay £123.00
☐ 1 year (51 issues) **Save £1.09 per copy** Pay £67.00

☐ I enclose my cheque for £ _____ made payable to The Economist Newspaper Ltd.

☐ Please charge £ _____ to my
☐ American Express ☐ Visa ☐ MasterCard ☐ Diners Club

Account Number _____
Card Expiry Date _____
Signature _____ Date _____

Please allow up to 28 days for your order to be processed.

☐ I prefer not to receive promotional mailings from other companies.

These prices apply to the United Kingdom, Isle of Man and Channel Islands only. (Offer limited to one subscription per person).
Offer closes: 30 June 1998

MONEY BACK GUARANTEE

The Economist Newspaper Ltd will send you a full refund on the unexpired part of your subscription should you decide you do not wish to receive any further issues. Just notify us.

The Economist

The Economist Newspaper is registered in the UK under the Data Protection Act 1984 and is a member of the Mailing Preference Service.

Registered Office: 25 St James's Street, London SW1A 1HG. No. 236383. VAT No. GB 340 436876.

A global briefing needn't cost the earth.

Subscribe to The Economist and pay as little as £1.08 per copy. Includes FREE access to The Economist Web Edition at wwww.economist.com

Ainsi, aucune réflexion n'a porté sur le simple fait que ce qui était proposé aux populations ne leur convenait pas ou ne répondait pas à leurs besoins. Ces besoins étaient sans doute mieux servis par d'autres voies médicales, mais cela ne fut pas exploré non plus. La « qualité » de ce programme médical n'était considérée que du seul point de vue des techniciens de la santé, pour ne pas dire des technocrates. Le point de vue du patient qui choisit, en venant ou en ne venant pas, se trouvait systématiquement ignoré (y compris dans les projets d'enquête) au profit d'une démarche « scientifique » qui réduisait la relation de soins à une problématique d'offre et de demande négociée avec les « représentants de la population ».

Comment ne pas voir là encore une conséquence ou simplement un prolongement du biais caractéristique du raisonnement initial : le diagnostic de désert sanitaire comme négation de l'acteur social de base, parfaitement capable pour lui-même et sa famille de faire les choix qu'il estime pertinents en tant que patient.

Il va sans dire qu'un programme de développement des structures de santé tel que le PEV/SSP/ME possède sa propre logique et que reconstruire un système de santé pour tout un pays – et toute une population – qui en a grandement besoin représente un objectif parfaitement noble, mais s'il s'appuie sur des bases conceptuelles fausses, il a toutes les chances de n'avoir au bout du compte qu'un lointain rapport avec ce que les patients attendent du recours à la médecine. La rigidité des ordinogrammes, le désintérêt du personnel, l'infantilisation qui résultait des contrôles n'ont jamais été mis en cause. Jamais aucune évaluation n'a porté sur le taux de satisfaction de la population ni sur les paramètres objectifs de morbidité ou de mortalité. Considérés, à juste titre, comme trop difficiles à relever, ils étaient simplement déclarés hors d'atteinte. Du fait du système de recouvrement des coûts, les prix de vente des médicaments étant calculés en fonction, entre autres, du volume vendu, une faible fréquentation devenait avant tout un problème de survie financière du programme. Le dispensaire court à la faillite s'il n'est pas à même d'assurer un certain chiffre d'affaires. Ainsi l'objectif affiché fut-il désormais d'accroître le nombre de consultations.

Comportement et marketing social

Dès les premières évaluations du programme et comme nous l'avons vu plus haut, un problème de sous-fréquentation des structures mises en place a été relevé. La première question aurait été de savoir par rapport à quelle valeur de référence la fréquentation était jugée insuffisante. Du point de vue des patients, il eût été bon de savoir pourquoi ils ne se reconnaissaient pas dans le « service » qui leur était fourni, d'autant qu'il leur était « vendu ». En bons consommateurs et n'ayant pas d'autre moyen de s'exprimer, ils firent défection, probablement au bénéfice de la médecine traditionnelle ou de l'automédication. Mais cela non plus ne fut pas appréhendé comme une question renvoyant à l'aptitude du projet à satisfaire les attentes de la population, mais comme un « problème de comportement ». De surcroît, la population n'est évoquée en tant que groupe d'individus que lorsqu'elle se manifeste par des « comportements inadaptés » ; il faut donc « changer leurs habitudes », voire aller à la rencontre de celles-ci.

Par exemple, à Kouroussa, les patients peuvent consulter au dispensaire, en ville, ou à l'hôpital, où des médecins MSF officient aux côtés de leurs collègues guinéens. Cependant, en bonne logique gestionnaire, la consultation de l'hôpital n'est censée recevoir que les cas compliqués adressés par le dispensaire de ville pour des consultations spécialisées (c'est tout à fait rationnel, même si, en France aussi, ces logiques rencontrent d'extrêmes résistances de la part des patients comme de celle des médecins). Dans ce but, pour bien distinguer les deux structures, le lieu choisi pour le dispensaire de ville est situé dans les faubourgs de la ville, aussi loin que possible de l'hôpital ! Le système est ainsi lancé mais, lorsque le médecin MSF, après une période de rodage qui était aussi une sorte d'opération promotionnelle pour le dispensaire, décide de suspendre ses consultations, pour ne pas se substituer à son collègue guinéen, puisque c'est à ce dernier de les prendre en charge dorénavant, le taux de fréquentation chute brutalement. La population préfère, de nouveau, se rendre à l'hôpital pour de simples consultations. Mais seuls les patients munis d'un bon de consultation spécialisée donné par le dispensaire y sont reçus. La population a du mal à comprendre, mais les patients sont gentiment reconduits et réorientés vers le dispensaire. Ils finiront par s'habituer... telle est du moins la conviction qui prévaut parmi les organisateurs du « système ».

Voici un autre exemple de « comportement problématique », qui donna lieu à une réponse différente. Les activités de médecine préventive ont, dans une grande majorité, peu de succès. Pour ce qui concerne les vaccinations, le taux de chute entre la première dose de vaccin et les rappels est tel que, malgré les séances d'information et de sensibilisation et l'implication des autorités du village, le taux de couverture vaccinale reste insuffisant. Il est ainsi décidé de mettre en place des « stratégies avancées ». Puisque les populations ne viennent pas à la vaccination, c'est la vaccination qui va aller à la rencontre des populations. Or cette décision nécessite de forts investissements (formations, motos, chaîne du froid, supervision) et de forts coûts récurrents, qui grèvent encore le budget des dispensaires et leur demandent des performances d'autant plus conséquentes en termes de rentrées financières... Qu'importe ? Le projet n'est pas responsable des difficultés qu'il rencontre, ce sont « les populations » qui créent des problèmes, il faut bien trouver une solution...

Une des formes extrêmes de marketing était le subventionnement de certains traitements chers mais indispensables – car considérés comme vitaux – par d'autres traitements très bon marché mais fréquemment prescrits : par exemple, le paracétamol ou la chloroquine en Guinée rurale pour des affections fébriles. Le prix de ces médicaments est modique. Le prix du traitement d'une fièvre banale sera donc artificiellement doublé (son prix de base étant très bas) pour subventionner le prix de traitements beaucoup plus onéreux, par exemple celui de l'ampicilline, un antibiotique indispensable pour traiter la pneumonie. Ainsi est créée de toutes pièces une contrainte marchande dans la liberté de prescription du médecin.

La santé sans les patients

Les individus et les populations se sont toujours soignés quels que soient l'époque et le contexte. En Afrique comme partout, avant la médecine dite scientifique (la « biomédecine ») ou en parallèle à celle-ci, ont toujours existé des médecines florissantes faisant appel à tout ce que la culture locale est capable de produire comme réponse face à la souffrance et à la maladie. Ce qui choque, naturellement, ce sont les disparités devant l'accès aux soins, les profondes inégalités devant la qualité des soins ainsi que les conséquences dramatiques en termes de souffrances et de morts injustes et évitables.

Les différences d'approches scientifiques, culturelles ou philosophiques ne doivent pas nous faire renoncer à tenter de remédier à ces situations. Mais, en aucun cas, cela ne doit se faire au détriment de ceux qui font l'objet de cette compassion et *a fortiori* contre leur gré. L'importation d'un système médical exclusivement biomédical, considéré du seul point de vue technicien, malmène dans bien des cas les personnes ou les populations auxquelles il est destiné. Il ne s'agit pas de faire l'apologie des systèmes médicaux locaux ou traditionnels, mais de constater que leur déni pur et simple entrave tout le processus d'amélioration projeté, pourtant, avec les meilleures intentions.

La formule de « désert sanitaire » présente un caractère pratique, mais elle s'avère fausse et très peu respectueuse de ce qui existe. Partant de l'idée qu'il n'y a rien, elle ne soupçonne même pas ce qu'elle piétine et détruit à jamais. Pensant travailler sur une page blanche ou sur un terrain nivelé, le responsable sanitaire ne soupçonne pas les écueils à venir. Il ne les reconnaîtra pas quand ils se présenteront, et tout l'édifice futur en sera miné, irrémédiablement et jusqu'à son écroulement.

Apparaît, dans le cas que je viens d'exposer, le mépris des systèmes médicaux existants et, en l'occurrence, le déni de la médecine elle-même ainsi que des pratiques traditionnelles de médecine. Parce qu'elle n'a pas, aux yeux des techniciens de la santé, de fondement scientifique, et que la démarche dans son ensemble se veut scientifique et rationnelle, elle ne trouve pas de place. Les médecins traditionnels sont considérés comme des charlatans et ceux qui les consultent comme des imbéciles. Il faut donc « changer leurs habitudes », voire, dans certains cas, aller à la rencontre des réfractaires, et leur révéler leurs « besoins ». L'invocation d'un « désert sanitaire » devient donc l'équivalent, en creux ou en miroir, des « besoins » médicaux ou « besoins humanitaires » invoqués automatiquement au lendemain d'une catastrophe naturelle ou d'une crise majeure par les « professionnels » : le plus souvent sans évaluation médicale préalable mais en déroulant une liste convenue de « besoins urgents » ou de « besoins de première nécessité » supposés évidents et universels, se mettent en place des programmes de secours qui, s'ils peuvent, dans une certaine mesure, satisfaire les victimes, satisfont dans tous les cas le besoin d'action des secouristes. Tout devient besoin dès lors que la réponse existe. La description ou l'invocation d'un désert sanitaire impliquent donc une forme de renforcement de l'autojustification qui préside aux actions dites de développement.

Dans l'exemple de la mission MSF en Guinée, ce qui frappe et contredit cette pensée convenue est cet écart entre une demande qu'on supposait évidente et une offre sur laquelle les bénéficiaires supposés ne se sont pas précipités. Cette bizarrerie imposait de s'arrêter et de réfléchir. Était-il possible d'imaginer que les gens en question avaient d'autres moyens qui leur étaient propres et qui leur convenaient ? Était-il possible que ce qui était proposé comporte, de leur point de vue, plus d'inconvénients que d'avantages ? Pouvait-on proposer des alternatives plutôt que de les imposer ? La réponse, en théorie, exigeait de revenir sur le diagnostic initial de désert sanitaire.

En pratique, le contraire se déroula. Nous avons vu que, une fois la machine lancée, ce sont des facteurs extra-médicaux qui imposaient la marche à suivre. La fréquentation n'était pas celle attendue : ce n'était pas grave en soi (on pouvait supposer que les patients trouvaient à se soigner ailleurs ou autrement), mais comme la rentabilité du système reposait sur une fréquentation minimale afin d'amortir les coûts fixes, il *fallait* qu'elle augmente. L'existence d'un programme, de ressources affectées, d'opérateurs contractés, bref d'un marché, interdisait concrètement toute remise en cause du projet tel qu'il devait se dérouler. Plutôt que de chercher du côté de l'accueil et de la qualité des soins, plutôt que de considérer les patients eux-mêmes comme acteurs politiques de la santé ou de questionner leurs besoins et leurs contraintes, le raisonnement fut remplacé par une attitude de fuite en avant. Dès lors, les obstacles ou les complications imprévues devenaient d'intéressants problèmes à résoudre et l'on entrait dans une spirale logique, de plus en plus sophistiquée, mais aussi de plus en plus éloignée des problèmes des populations.

Ce n'est pas l'idée d'entreprendre une action de développement médical qui est critiquable, mais le fait de la justifier par l'existence d'un vide. L'infinie variété des médecines ainsi que celle des représentations de la santé interdisent, sauf dans certains cas, de parler de désert sanitaire. C'est une représentation mentale fréquente mais contredite par la réalité ; tout au plus pourrait-on parler dans certains cas de désert biomédical. Parce qu'on ne veut pas se donner la peine de décrypter des réalités complexes, parce qu'on est poussé par des considérations extra-médicales, et en particulier par une logique d'action propre, déconnectée des attentes des populations, on préfère dire qu'il n'y a rien et, partant, qu'il y a « besoin » de tout.

Le « désert sanitaire » est la première et indispensable étape qui conduit à considérer la santé des populations d'un point de vue purement idéologique. Cette idéologie repose sur notre conviction de la supériorité dans tous les domaines de la biomédecine occidentale. C'est cette idéologie qui, refusant de voir nos propres responsabilités dans les échecs constatés, rend le malade responsable de ses infortunes. C'est elle aussi qui, affichant parfois une attitude condescendante vis-à-vis des systèmes traditionnels, les intègre pour les mettre au service de la médecine occidentale, et en faire un maillon de la belle construction. C'est elle, enfin, qui fait de la santé publique un instrument de contrôle social et politique.

Au total, la mission en Guinée a duré plus de dix ans et a impliqué un nombre impressionnant de volontaires qui restent fortement marqués et enthousiasmés par leur action. En dépit de l'aveuglement technocratique, un travail considérable a été effectué avec des centaines de Guinéens, membres du personnel médical et administratif, à tous les niveaux. Des milliers d'habitants de Haute-Guinée ont pu ainsi être au bout du compte réconfortés, écoutés et soignés. En Guinée, cette expérience a permis de montrer que la seule attitude raisonnable doit consister à proposer une palette de choix afin que les populations intéressées puissent choisir par elles-mêmes. La biomédecine (et les contraintes qui l'accompagnent) devient alors un choix parmi d'autres. Le patient, d'où qu'il soit, comme la « victime », n'est jamais aussi démuni, dominé, soumis et sans capacité de choix qu'on veut bien le croire. Parce qu'il est incontestablement un acteur social et politique primordial, le patient doit être placé au centre de tout projet de santé, et l'invocation du « désert sanitaire » est la plus grosse ânerie qu'un médecin puisse faire en termes de diagnostic.

Clinique de l'asservissement

par Noëlle Lasne

Il y a en médecine, comme en photographie, une profondeur de champ. Si l'on veut dépasser les premiers plans et voir plus loin, il ne sert à rien d'ouvrir plus grand les yeux. Il faut les plisser légèrement, restreindre le champ du regard, réduire l'ouverture du diaphragme. Si l'on veut, tout à la fois, garder nettes les premières images et scruter l'horizon, il faut faire le choix d'un espace limité. Tout ne peut pas être vu. Tout ne doit pas être vu. Pour surprendre un détail, il faut réduire le champ du regard. Une fois fixées ces limites, il faut être aveugle et le rester. Au fond, tout au fond du regard médical, il y a une cécité qui permet de voir.

Au fond, tout au fond de l'écoute médicale, il y a une surdité qui permet d'entendre. Ausculter les bruits d'un corps, être à l'écoute d'une parole humaine demandent la même approche sélective, intransigeante, exigent que l'on fasse silence et que l'on reste sourd à d'autres plaintes. Avec son stéthoscope, le médecin, pour mieux entendre, se bouche les oreilles. Il exerce, en quelque sorte, une surdité d'écoute.

Car rien ne se révèle ici qui puisse être vu d'un seul regard, ni entendu dès les premiers mots. Ce qui constitue une personne, ce qui lui permet de résister à la dislocation, ne se révèle que lentement et par vagues successives. Chaque fois qu'il gagne en profondeur de champ, le médecin voit émerger, comme au ralenti, des lignes floues qui, peu à peu, deviennent nettes et dessinent une sorte de paysage intime : ce sont les lignes de force d'un être, ses piliers d'angle, mais aussi ses lignes de fuite, ses points de rupture.

Il y a en médecine, comme en musique, une sorte d'harmonique. Une harmonique liée à l'infinie variation de la plainte. C'est souvent le seul rythme des consultations qui donne les bases de cette harmonique dans laquelle tout a une place : migraines quotidiennes, infections urinaires à répétition, rhinopharyngites ou troubles du sommeil. Seule la durée va permettre d'apercevoir ce qui se répète, ce qui constitue un signal identique ou équivalent. Le malade envoie des signaux, le médecin reconnaît la partition : mouvement de fugue, simple reprise du thème principal ou déplacement des symptômes. Lassé parfois de cette douleur qui demande à revenir, le corps exécute alors, au service de l'esprit, d'innombrables mises en scène et se contraint à épuiser toutes les propositions.

Des économies souterraines se font jour, des transactions enfiévrées destinées à grossir démesurément une pièce du puzzle : des cheveux qui tombent, des paupières qui gonflent peuvent prendre subitement une place démesurée et déclencher des consultations répétées.

Quelquefois, au contraire, il s'agit de réduire quelque chose de son propre corps en exigeant d'être opéré d'un ovaire, d'une amygdale, d'un kyste, dans une tentative forcenée non pour faire voir mais pour faire disparaître ce que l'on montre avec tant d'insistance. Tout un puzzle d'être humain tour à tour assemblé et désassemblé.

Il arrive que le maintien de cet assemblage soit le seul rempart contre la folie. Combien de ces mises en scène, de ces bascules dans la chirurgie ou, au contraire, dans la maladie chronique pour ne pas avoir à soutenir l'insoutenable ?

Le médecin et la maladie deviennent alors le grand assembleur. Le médecin apprend à reconnaître, puis à gérer, un équilibre toujours paradoxal dont l'agencement principal est ordonné par le patient et qui demande à être respecté : il existe une sorte d'écologie de la maladie. Cet espace est un espace contradictoire. Il est fait d'arrangements mais aussi d'avancées et de replis ; c'est, dans tous les cas, un espace de partage et de reconnaissance. Il est essentiel qu'il se maintienne dans toutes ses contradictions. Au fait des arrangements que son patient passe avec lui-même pour pouvoir vivre, le médecin dessine alors sur la portée les notes d'un accord qui s'efforce simplement d'être juste, au sens musical du terme.

Dans l'espace le plus intime de la pratique médicale, celui où deux personnes sont assises, l'espace où se dessine le cercle de la lampe, il existe bien, en dehors et comme à l'écart des temps énoncés et visibles que sont le diagnostic et la prescription, des temps silencieux et invisibles.

Je pense à ce temps très particulier où l'on repère quelque chose sur un corps. Quelque chose qui éveille à la fois le doute et l'inquiétude. Ce temps n'est pas celui où l'on énonce un diagnostic. C'est le temps des mains sur le corps. On palpe quelque chose, on sent un ganglion, une petite tumeur, on hésite. On palpe de nouveau, on se redresse ou on se penche mais on ne se tient plus tout à fait de la même façon. On écoute le cœur battre un peu plus longtemps que nécessaire. On a besoin de réfléchir. On parle plus bas, puis plus lentement. On adoucit le sens de ses propos, même s'ils sont anodins. Dans ce temps où aucun mot n'est encore prononcé, tous les mots sont déjà là. Il y a déjà cancer, chimiothérapie, rechute, rayon, métastase... Rien n'a été dit, rien ne sera dit. Le médecin regagne son siège en murmurant : « Il va falloir faire quelques analyses. » Il tente alors de neutraliser le son de sa voix. Le malade pose avec obligeance une question qui ne contraint en rien le médecin à plus de précision. L'un et l'autre se protègent d'une avancée trop rapide qui les mettrait en danger. L'un et l'autre s'approchent de ce qui vient de surgir : la maladie grave. Ils sont dans ce temps qui leur est nécessaire pour apprivoiser la maladie et je me suis souvent dit, en consultant dans les centres médicaux de Médecins sans frontières, que la pauvreté, c'est être privé de ce temps-là.

Temps d'approche et de rodage qui permet à chacun d'être sujet de son histoire et pas seulement l'objet de nos soins, même humanitaires... Le temps de se faire soigner, au lieu d'être soigné. Temps d'alliance dont la pauvreté prive le médecin et le malade car être pauvre, le plus souvent, c'est arriver en urgence absolue, avec une pathologie pour laquelle il est déjà très tard. Le médecin doit alors parer au plus urgent. Et le plus urgent n'est pas de prêter l'oreille au désordre de la parole. Les plus pauvres n'ont pas eu le temps d'appeler à l'aide, les secours sont déjà là, les secours sont arrivés avant la plainte, avec les brancards. Il n'y a plus de place pour un corps debout ou pour un corps assis, seulement pour un corps couché, livré, prêt pour notre intervention.

Est-ce pour cela que, dans ma mémoire, ils n'ont pas de visages ? Alors que je peux encore, dix ans plus tard, nommer par leur nom les anciens consultants de mon cabinet de ville, que je me rappelle le nom de leurs enfants, leurs études en cours, les aléas de leur vie professionnelle, je ne me souviens, pour ces patients-là, que de situations, comme s'il n'y avait pas eu de rencontre. Nous avons été privés de rencontre. Privés de ces temps invisibles qui témoignent d'une relation vivante. Ce temps-là n'a pas manqué faute de temps. Il n'avait, en quelque sorte, pas d'emplacement dans mon esprit. Je n'ai vu que des corps sans visage, dont je n'ai fait que recenser les traces, évaluer les lésions, repérer les séquelles, surveiller les récidives.

Comment voir quand il faut tout voir ? Comment entendre quand il faut tout entendre ?

C'est mon premier patient qui m'a prévenue d'une voix lasse, alors que j'insistais pour reprendre son histoire depuis le début : « Eh bien ! si vous commencez, vous n'avez pas fini. »

Effectivement, je n'ai pas fini.

Et je n'ai pas non plus commencé.

Car il n'y a pas de commencement. Pas de prémices. Pas d'apprentissage. On arrive après. Pour ces personnes qui consultent presque toujours après ne pas avoir été soignées, le médecin est placé d'emblée en aval, en aval du non-soin.

Une trajectoire qui s'apparente, en quelque sorte, à une traversée à l'envers de la pratique médicale.

Il est chiffonnier de son état lorsqu'il vient consulter au centre de Médecins sans frontières et explique au médecin qui le reçoit qu'il est séropositif depuis plus de cinq ans. Cinq ans pendant lesquels il n'a jamais consulté. Le médecin prend acte et lui prescrit un bilan d'immunité. Au second rendez-vous, le médecin commente son bilan immunitaire et lui annonce un début d'immunodépression, les premiers signes de la maladie. À cet instant, le patient s'exclame : « Mais alors, je suis séropositif ? »

Le patient n'a jamais fait de test. Il se considère comme séropositif depuis l'annonce de la séropositivité de son amie, cinq ans auparavant. De plus, il voit dans cette contamination l'issue naturelle de son existence. Il n'a donc pas besoin qu'elle lui soit annoncée. Implicitement, il a contraint le médecin à le considérer comme déjà contaminé.

Pour lui, il n'y a jamais eu de début.

Inversement, il arrive que le système de soins lui-même, en tenant le patient au secret de sa propre histoire, le prive de ce début : c'est le cas de nombreux dépistages pratiqués sans consentement préalable ou de diagnostics annoncés de façon vétérinaire, et suivis d'un refus, implicite ou explicite, de prise en charge.

Confrontés brutalement à la violence d'un diagnostic, ces patients peuvent adopter une position de repli et ignorer délibérément leur pathologie, voire ne plus consulter. Lorsqu'ils reviennent consulter en urgence, des mois ou des années plus tard, ils ne mentionnent souvent pas le premier diagnostic, comme s'il n'avait jamais eu lieu.

Il faut alors refaire les examens, après avoir construit une relation : même pour cette patiente décharnée, manifestement atteinte de sida, qui souffre de tuberculose et de troubles neurologiques, il faudra refaire le test. Car, ce jour-là, elle vient pour un bouchon d'oreille... Et pourtant, elle a fait un test, quatre ans auparavant. Mais elle se trouve à une telle distance de son corps qu'il faut plusieurs consultations pour qu'elle accepte un nouveau test. Lorsque le résultat confirme sa contamination et qu'il faut lui annoncer d'emblée la nécessité d'une hospitalisation, elle nous dit : « Mais je suis à peine séropositive ! »

Elle a raison. Elle est à peine séropositive. Elle n'a pas eu le temps d'être malade. En effet, la plupart des gens sont malades avant d'être soignés. La plupart des gens, sauf les plus pauvres.

Comment créer une relation de soins alors que le médecin et le malade viennent d'être privés de tout ce qui, précisément, constitue une relation ? Là où il n'y a eu que violence de l'annonce diagnostique, consigne de la marche à suivre, rencontre éphémère et séparation pour une hospitalisation immédiate, il faut créer confiance, adhésion, durée, mémoire.

La pauvreté pose alors de nouveau des limites innombrables à l'acte de soins : celles de l'intendance de la survie, où il est encore question de temps. Ce temps, c'est la pauvreté qui le prend à la vie. Pour le médecin, il va de soi que lorsqu'on est malade, on jouit d'une énergie et d'une disponibilité suffisantes pour entamer une démarche de soins. Cette exigence lui paraît légitime parce que c'est la vie dont il s'agit. Mais la vie est ici en rivalité non seulement avec la mort, ce qui serait une dialectique banale, mais avec la survie, ce qui, loin de constituer une stimulation, renforce au contraire l'immobilisme des patients. Cette femme qui refuse d'aller au rendez-vous que l'on a obtenu pour elle à grand-peine ne refuse pas de vivre ; mais elle doit survivre. Ce jour-là, à cette heure-là, elle fait deux heures de ménage ; c'est le seul jour du mois où elle fait deux heures de ménage ; et c'est aussi le seul jour du mois où le spécialiste auquel nous souhaitons l'adresser peut la recevoir.

Ce jour-là, le jeune chiffonnier a quarante de fièvre et aurait besoin d'une radio pulmonaire ; mais ce jour-là, il a aussi « un rendez-vous d'affaires » ; s'il ne s'y rend pas, il va « perdre le marché ». Ce travail de chiffonnier, qu'il revendique comme son dernier lien social, lui permet, entre autres, de s'affirmer comme chef de famille, puisqu'il prend en charge son amie, toxicomane et malade. Il paie le loyer du logement dont il risque à tout moment d'être expulsé. La gestion de la précarité au jour le jour requiert toute son énergie. Chaque rendez-vous honoré est un miracle. Seul un problème médical majeur, très invalidant et rapidement évolutif le conduira à l'hôpital. En situation précaire, le seul ordre en vigueur est l'ordre de l'aléatoire : se faire soigner là où on en est, un jour ici, un jour ailleurs. « Je n'ai pas pu venir vous voir, car mon ami n'est pas passé » : si le passage de cet ami était si important, ce n'est pas simplement parce qu'on a des liens sociaux et qu'on les protège mais aussi parce qu'on a besoin d'un ticket de métro pour venir consulter.

L'intendance de la survie entraîne aussi une gestion très particulière du secret. Le secret qui protège le lien social le menace également. Le secret n'est pas seulement le secret qui protège mais aussi, dans la dialectique des extrêmes, le secret qui tue. Comme cette femme qui, au moment où elle apprend sa maladie, emmène son enfant en province et le laisse à la garde d'une tante inconnue ; ils resteront désormais séparés. Si l'on s'en tient à l'apparence, son comportement est aberrant et irrationnel. Elle vit chez son frère jumeau, auquel elle ne dira rien. Elle se plaint qu'il ne voie rien du drame qu'elle traverse. Elle souffre de son indifférence et parle de quitter le logement qu'il lui procure bon gré mal gré. En cachant son enfant en province chez une tante, elle le protège donc d'une rupture éventuelle des relations avec son frère jumeau. Mais, pour ce faire, elle se condamne à l'isolement. Toute parole qui romprait le secret ferait de nouveau circuler la vie entre elle et ses proches mais mettrait en danger sa survie. Il s'agit là d'un usage mortifère du secret.

Le secret est pourtant, comme la vie, l'une des valeurs affichées de la déontologie médicale ordinaire. Protéger la vie, respecter le secret : le système de soins met un point d'honneur à s'en porter garant. Mais, en situation extrême, et comme en réponse à l'usage mortifère du secret que font parfois ces patients, le système de soins n'est plus un garant de ses propres valeurs. Il a mieux à faire : il doit avant tout se protéger de ce qui menace sa cohésion. En témoigne l'histoire terrible de cette jeune femme enceinte, suivie dans un centre de Protection maternelle et infantile. Lorsqu'elle se présente à MSF, elle tient à la main deux enveloppes fermées : l'une est adressée à « Monsieur le médecin de la maternité » et l'autre à « Madame l'assistante sociale de la maternité ». Cette formule attire l'attention : c'est celle qu'on utilise lorsqu'on souhaite être définitivement débarrassé d'un indésirable. On l'oriente alors n'importe où, c'est-à-dire nulle part. Le centre de Protection maternelle et infantile ne souhaite pas, malgré la vocation affirmée de son sigle, prendre en charge une grossesse aussi menacée : en effet, dans l'une des enveloppes, il y a une sérologie VIH positive ; dans l'autre, une sérologie syphilis positive. Il s'agit donc d'une pathologie lourde et coûteuse chez une jeune femme pauvre, étrangère, analphabète et sans protection sociale. De menacée, elle devient menaçante. La jeune femme ignore le contenu des enveloppes et, d'ailleurs, elle ne sait pas lire. Dieu merci, ces examens ont été faits sans son consentement et aucun résultat ne lui a été communiqué : le secret est médical au sens propre, puisqu'il est gardé par les médecins alors que la malade est tenue au secret de sa propre histoire. Son destin est scellé par deux enveloppes fermées, comme celui des personnages de contes. Petit Poucet des temps modernes, elle est d'un trop grand poids pour ceux qui pourraient prendre soin d'elle. Alors, il faut qu'elle perde son chemin et qu'elle disparaisse...

La maternité hospitalière à laquelle nous l'adressons exige, pour l'inscrire, de connaître sa pathologie, sous le prétexte que seuls certains médecins suivent les patientes séropositives. Pour obtenir un rendez-vous, nous sommes contraints de décliner par téléphone l'ensemble du diagnostic médical à la secrétaire.

Cette patiente a donc eu affaire à une première structure qui a refusé de la prendre en charge du fait de sa pathologie, en la tenant au secret de sa propre histoire. Puis à une seconde structure qui l'a accueillie du fait de sa pathologie, mais en rendant son histoire publique : « Ah, c'est la petite dame séropositive ! », dira la secrétaire en l'accueillant en salle d'attente. Ce qui ne mérite pas de lui être dit peut être su de tout le monde, puisqu'elle n'existe pas.

Cette exclusion radicale conduit certains patients à vivre pendant des mois, voire des années, sous un nom d'emprunt. Ils se font alors soigner et opérer avec la carte d'assuré social de quelqu'un d'autre. Mis à jour, ces cas font bien entendu scandale, même s'ils concernent un nombre dérisoire de personnes. Mais de quel scandale s'agit-il ? À pathologie égale, le système qui aurait refusé Mme A... sous son vrai nom l'accepte sous le nom de Mme B..., car Mme B... est assurée sociale. Ce n'est pas le patient qui fraude mais le système tout entier qui inverse ses propres valeurs en procédant à l'exclusion radicale de celui qui menace sa cohésion.

Que va-t-il se passer dans la prise en charge d'une pathologie lourde chez quelqu'un dont la vie et la survie sont également menacées et qui, faute de ressources financières, physiques et mentales, n'est pas en état d'être un partenaire pour assurer la continuité de sa prise en charge ? Ces patients sont, en quelque sorte, à un stade archaïque de la maladie et souhaitent d'abord avoir le temps d'être malades. Comme cette jeune femme qui vivait dans un local sans eau et sans électricité et se trouve subitement hospitalisée. Pendant quinze jours, elle peut dormir dans un lit, prendre une douche tous les jours, manger à sa faim : « C'était le paradis », dit-elle en parlant de son séjour à l'hôpital. Ce décalage va perdurer : dès lors qu'ils auront accès aux droits, ces patients vont se voir proposer des prises en charges « légères », intégrées à la vie quotidienne (mais pas à la leur...) dont le meilleur exemple reste, très concrètement, la prise en charge en hôpital de jour.

La prise en charge en hôpital de jour repose sur une planification rigide : en quelques heures, l'hôpital de jour effectue la totalité des explorations nécessaires au patient. Certains de ces examens sont lourds et coûteux. Combiner l'accès au scanner, à l'IRM, à une consultation spécialisée de neurologie ou d'ophtalmologie nécessite une synchronisation importante. Annuler un rendez-vous de consultation est sans conséquence. Annuler un rendez-vous d'hôpital de jour renvoie le malade plusieurs semaines, voire plusieurs mois plus tard, et retarde éventuellement la mise en route d'une thérapeutique. Rien, dans ce système, ne supporte d'être différé. Or, précisément, la grande pauvreté impose de différer tout ce qui n'est pas de l'ordre de la survie immédiate, dans un ajournement perpétuel de soi-même.

La prise en charge en hôpital de jour repose sur une mobilité et une communication rapides : le patient est contraint à des déplacements multiples dans et au-dehors de l'hôpital. Le plus souvent, les résultats sont récupérés en plusieurs fois. Dans certains cas, le patient doit être joint de toute urgence par courrier ou par téléphone. Pour nos patients, ce type de communication est, dans un premier temps, impraticable : le plus souvent, ils ne disposent pas du téléphone. Le message est reçu et transmis par quelqu'un qui parle mal le français. Le courrier est aléatoire. Certains sont trop faibles pour emprunter les transports en commun : ils préféreront ne pas bouger et attendre qu'un ami les accompagne, et se présenteront alors au mauvais endroit et à la mauvaise heure.

La prise en charge en hôpital de jour réclame un minimum de sécurité dans la vie quotidienne : endoscopies, prélèvements multiples et autres explorations invasives se succèdent. Il s'agit d'un lieu d'exploration physique intense. L'effort physique qui est demandé aux patients suppose une récupération dans des conditions de confort minimum : un transport, un domicile chauffé, un lit, un repas. Or aucun de ces systèmes compensatoires ne fonctionne plus. Faute de compensation, le malade renonce, il n'est plus accessible aux soins.

Ces patients ont besoin de soins, de soulagement, de repos, de sommeil, de nourriture. Le dispositif surchargé de l'hôpital de jour ne permet pas l'aléatoire, qui est pour eux la règle. Ce dispositif suppose un patient entraîné, intégré, déjà culturellement « formé » à ce type de prise en charge. De façon assez paradoxale, cette prise en charge « légère », qui permet à des personnes malades de rester des personnes actives dans le monde du travail, ne permet pas à des personnes inactives d'être soignées.

Face à ces différentes limites opposées au savoir-faire médical, le système élabore des stratégies : des stratégies des extrêmes, comme celle de l'exclusion. Parce que le médecin est contraint de tout voir et de tout entendre, il risque de devenir aveugle et sourd. Parce que le secret s'exerce dans un contexte où tout lien social a disparu, le secret qui protège peut être aussi le secret qui tue. Parce qu'une personne malade sans protection sociale menace la cohésion du système de soins, elle doit disparaître. Parce qu'il n'y a pas – ou si peu – d'alternative vivante à la souffrance et à la maladie, l'hôpital devient « un paradis ». Ainsi s'organise une logique des extrêmes : tout au bout de la durée, il y a l'immédiateté, tout au bout du droit, il y a l'arbitraire, tout au bout de la liberté, il y a l'asservissement, tout au bout du soin, il y a le meurtre...

Tout au bout du coût, il y a la gratuité. La gratuité des soins est aussi une stratégie, dès lors qu'elle s'exerce à la marge, *via* l'intervention des organisations médicales humanitaires. Les dispensaires humanitaires ouverts en France depuis plus de dix ans auront eu pour mérite, parmi la multitude de leurs effets pervers, de permettre d'observer, dans ses conséquences ultimes, l'exercice d'une médecine gratuite, ses effets sur le médecin et sur le malade et ses effets sur l'acte médical lui-même.

Par exercice d'une médecine gratuite, j'entends parler ici non pas de la délivrance d'un acte gratuit isolé, réalisé de façon ponctuelle, comme il peut l'être dans un cabinet de médecine libérale, mais de la répétition d'actes médicaux gratuits pendant des mois, voire des années, réalisant, par leur durée, une véritable prise en charge. Par ailleurs, je ne traite pas ici de l'acte médical gratuit qui, du fait de l'existence d'un tiers payant – hôpital, prise en charge « cent pour cent », mutuelle –, est délivré sans qu'il y ait circulation visible d'argent mais où médecin et malade, indirectement payé et payeur, sont parties prenantes du même système économique qui rend possible la prestation de l'acte. La situation rencontrée dans les dispensaires humanitaires est radicalement autre : l'acte médical y est délivré gratuitement à une personne malade exclue du circuit de l'argent et n'ayant donc aucune faculté, directe ou indirecte, de payer l'acte médical. Ce dénuement absolu place le malade dans une situation d'extrême dépendance et le médecin en situation de toute-puissance dans la délivrance d'actes médicaux. La question mérite donc d'être posée dans toute son obscénité : peut-on soigner quelqu'un qui ne peut pas payer ? Et, en quelque sorte, à quel prix ?

Une prise en charge médicale gratuite au long cours permet-elle de garantir à chacun un statut de sujet ? Si ce statut n'est pas maintenu, qu'en est-il alors de la demande de soins ? Jusqu'où une personne qui ne paye pas peut-elle demander des soins ? Le danger est grand qu'en échange de cette gratuité, le patient vienne solliciter non pas un acte médical mais un secours, un dépannage, quelque chose que nous ne puissions pas refuser de faire pour ce prix-là, c'est-à-dire pour rien. Cette situation s'illustre pour moi dans l'histoire d'un homme suivi pendant trois ans au centre MSF. M. F... vivait dans la rue depuis plus de dix ans, avec une pension d'invalidité de trois mille six cents francs par mois dont les versements étaient régulièrement interrompus, faute de pièce administrative fournie dans les délais. Au titre d'association, nous avions été conduits, au cours des années précédentes, à reconstituer entièrement son état civil au moins deux ou trois fois, à remettre à jour son dossier administratif et, en attendant que les versements reprennent, à lui avancer de temps en temps un peu d'argent. M. F... nous devait donc effectivement une certaine somme. Il était en dette.

Parallèlement, M. F... était suivi en consultation pour une multitude de problèmes médicaux, dont un problème d'alcoolisme majeur. Au bout de plusieurs années, ce travail avait abouti à un arrêt d'alcool que M. F... avait accompli dans la rue, en organisant son sevrage au jour le jour ; nous avions réussi à ce qu'il parte vivre dans une maison où il était resté plusieurs mois sans être frappé ni volé, parmi les hommes et non au milieu des bêtes sauvages. Un jour, il rechuta, se remit à boire et revint vivre dans la rue. Une bronchite l'incita à consulter. Mais il fallait pour cela, en venant nous voir, accepter de rendre visible, donc officielle, sa rechute dans l'alcool.

Ce jour-là, il arriva au dispensaire ivre mort mais déterminé, sans s'être trompé ni sur le jour ni sur l'heure de ma consultation. Il jeta en vrac sur mon bureau mille cinq cents francs en liquide et déclara : « Je vous rembourse ce que je vous dois, le reste suivra. » Puis il s'assit et me dit : « Et maintenant, je veux une consultation. »

M. F... avait raison de penser qu'il nous était difficile, à l'un et à l'autre, de faire face à l'état dans lequel il se trouvait de nouveau. Des rechutes, il y en avait eu d'autres. Mais jamais la trajectoire n'avait été aussi longue. Depuis presque un an, il avait retrouvé un toit et n'avait pas été hospitalisé. Cette trajectoire s'était brisée et, avec elle, les effets visibles du travail que nous avions conduit ensemble pendant plusieurs années. M. F... pouvait légitimement penser que j'aurais souhaité enfin être payée de retour. Puisque je ne recevais pas d'argent, que comptais-je demander en échange ? Que demandons-nous à ceux qui ne nous paient pas ?

En jetant les billets sur le bureau, M. F... venait s'acheter une consultation. Il venait s'acheter la possibilité de poursuivre avec moi une relation médicale, réclamer une prestation à laquelle il avait droit et ce quel que soit son comportement passé, présent et à venir. Pour bénéficier de cet acte médical, M. F..., bien que débiteur, refusait de « payer de sa personne », c'est-à-dire d'adopter, en contrepartie de la gratuité de mes soins, un comportement social adapté. Il ne souhaitait pas me payer en s'arrêtant de boire, en se portant mieux ou en tentant une réinsertion sociale. Il souhaitait me payer avec des billets de banque et me signifier clairement qu'il n'y aurait pas de contrepartie en nature.

M. F... n'était venu solliciter ni un soutien moral ni un secours, mais un acte médical, c'est-à-dire l'exercice d'un savoir-faire, un travail diagnostique et ses conséquences, un acte déconnecté de tout jugement moral à son encontre. Il souhaitait avoir accès à son médecin non pas parce qu'il était pauvre et en détresse mais, comme tout un chacun, parce qu'il le demandait, et sans avoir à remplir aucune condition préalable pour être reçu. Pour cela, une seule solution : payer.

À sa façon, M. F... savait aussi qu'aucun de mes actes médicaux à son encontre n'était gratuit. Je faisais des pansements pour que les plaies se referment, je l'écoutais parler pour parvenir à reconstituer son histoire et je dressais des plans sur la comète dès qu'il arrêtait de boire. Certes, je ne l'avais jamais fait payer mais j'avais des intérêts dans l'affaire. Il jugeait plus prudent de venir me rembourser les intérêts. Un prêté pour un rendu.

Humanitaires ou pas, mes soins avaient un prix. Fort de cette certitude, M. F... venait me le rappeler avec violence mais avec justesse.

Les patients les plus démunis savent pertinemment qu'il n'y a pas d'acte médical gratuit, qu'aucun acte médical n'est gratuit, même s'il n'est pas payant, et qu'il exige toujours implicitement une contrepartie. Le comportement d'un patient dans cette situation est le comportement d'un patient en dette qui ne peut ni choisir son médecin, ni décider de poursuivre ou d'interrompre son traitement, ni protester de la maladie, ni discuter de sa prise en charge et qui n'a pas d'autre alternative que d'adopter un comportement docile, adapté à la demande médicale, une sorte de paiement en nature qui est la conséquence directe de l'acte médical gratuit.

Car c'est bien l'argent qui permet à l'acte médical de ne pas être échangé contre autre chose. Il garantit à chacun des prestations comparables, sinon égales, qui sont l'expression d'un savoir-faire et non pas l'exercice arbitraire d'un bon vouloir. Mais si l'argent ne circule pas, il faut réinventer les termes de l'échange, et il y a peu de contreparties possibles : le malade risque alors de devenir lui-même monnaie d'échange ; au pire, la prestation médicale gratuite est échangée contre une promesse de modification de comportement, ou du moins de comportement adapté, répondant au désir implicite ou explicite du médecin. Ce paiement « en nature » est la conséquence directe de l'acte médical gratuit. Il met le malade en situation de servage. Cette situation de servage est le plus souvent la sienne en terme d'économie et d'intendance de la vie quotidienne. Ce sont bien deux économies qui procèdent de la même logique et fonctionnent en parallèle. L'une rend possibles les prestations de survie, l'autre organise le soin médical humanitaire : cette patiente qui vit dans une chambre de bonne, allouée en échange d'heures de ménage non déclarées, paye ses maîtres en nature, de sa seule force de travail. Lorsqu'elle consulte à MSF, enceinte et désireuse d'une interruption de grossesse, nous lui prêtons l'argent nécessaire. Elle s'endette. L'acte médical est d'abord une mise en créance, un terrible rachat de son corps qui est son capital le plus sûr, comme les esclaves qui payaient pour se racheter eux-mêmes à leur maître, selon la loi antique du servage... Mais quelle est la loi qui l'oblige à payer de sa personne pour être soignée ? En situation de grande pauvreté, médecin et malade se trouvent enfermés dans une relation d'asservissement que l'acte médical gratuit entérine et renforce.

Ainsi, à l'intérieur des espaces traditionnels de la pratique médicale, la pauvreté impose des limites innombrables au savoir-faire – et peut-être au savoir-être – médical. Limites à la démarche diagnostique mais aussi à la démarche de prise en charge, voire à la démarche thérapeutique elle-même. Qu'en est-il de la démarche de prévention ?

« Si vous commencez, vous n'avez pas fini. » Difficile, on l'a vu, de ne jamais commencer. Difficile, aussi, de finir. Et pour prévenir, il faut avoir fini : il faut avoir refermé la plaie, évalué les séquelles, surveillé le risque de récidive, évité une nouvelle contamination, mené à terme une prise en charge. La première prévention qui peut s'exercer dans cet univers est donc paradoxale : c'est celle qui s'accroche à la maladie, celle qui serre le corps de près, celle qui, à travers l'expérience du soin et de ses bienfaits, peut argumenter d'un mieux-être. Le soin doit d'abord vaincre l'incrédulité des intéressés, faire ses preuves et initier le parcours. Si le proverbe affirme que « mieux vaut prévenir que guérir », la réalité infirme nos certitudes : mieux vaut guérir que prévenir. Car le trajet sera long qui permet de faire, de façon intime, l'expérience du soin puis d'un certain confort du corps. À toutes les étapes de ce trajet, la prévention a un sens, celui de protéger du risque suivant : il ne s'agit pas là d'une prévention primaire, ni même secondaire, mais plutôt tertiaire ou quaternaire, pour utiliser une terminologie préhistorique, car c'est bien dans une situation de pré-histoire que nous nous trouvons, si l'histoire d'une personne est celle dont elle peut se saisir. La nécessité d'une intendance quotidienne de la survie ne permet pas de se saisir d'une pré-vision de cette histoire.

Le médecin, quant à lui, vit dans une partie du monde où l'on incite les gens à aller chez le dentiste quand ils n'ont pas mal aux dents ; à cesser de fumer quand leurs poumons sont encore intacts ; à se présenter régulièrement pour un frottis du col utérin et à subir, à partir de quarante ans, une mammographie de dépistage au cours de laquelle seront décrites des calcifications bénignes, portant la mention « à surveiller ».

Les hasards professionnels m'ont fait passer sans transition de ce monde où l'on s'inquiète d'un retard de vaccination de quinze jours à un monde où l'on demande au quotidien : « Depuis combien de temps crachez-vous du sang ? »

Fini le temps des surveillances imposées et des calendriers de dépistage. Dans le centre médico-social gratuit de Médecins sans frontières, j'ai prescrit en trois ans cinq mammographies qui ont toutes révélé un cancer du sein. Je me suis inquiétée non pas de la prévention mais de la rechute. Crainte des sévices de la misère. Clinique de l'asservissement. Exclus des soins, ces patients le sont aussi de l'ensemble du système d'information et de prévention. Quant à moi, j'ai oublié peu à peu que la prévention existait.

Surveiller, suivre, contrôler, dépister ? Encore faudrait-il que la santé soit un capital. Encore faudrait-il que la santé soit une valeur.

Mais, ici comme ailleurs, à l'écoute des plus pauvres comme des plus nantis, rien ne m'indique que la santé est une valeur en or. La santé m'apparaît plutôt comme l'objet de transactions infinies et contradictoires, enjeu des inquiétudes les plus enfantines, des plaisirs liés au risque, de l'ambivalence des désirs et des injonctions secrètes du corps. Ici comme ailleurs, le risque a un sens. Pour les personnes en situation de grande pauvreté, il ne s'agit pas de prévenir le risque mais de le gérer : travailler au noir dans le bâtiment pour gagner un peu d'argent, dormir dehors pour fuir la promiscuité des centres d'hébergement, sortir de l'hôpital contre avis médical pour toucher son RMI. Il semble que plus on est exposé et plus on s'expose, car seule la prise de risque permet d'assurer sa survie.

Chez les jeunes que nous recevons, sans ressources, sans travail, sans environnement familial, la prise de risque peut ne manifester qu'une ignorance douloureuse quant au fonctionnement de son propre corps et un isolement intense. On ne comprend rien au développement de son corps, alors on s'en sert. On se fracture, on se suicide, on avorte. Mais cette prise de risque se fait sans environnement familial pour y répondre, sans spectateur, sans confrontation, donc sans apprentissage. Dans cet isolement persistent quelques menaces : être enceinte, être séropositif, attraper une hépatite, ne pas trouver de stage, ne plus pouvoir rester dans sa chambre d'hôtel, être à la rue. Faute d'alternative, on paye chaque risque de son corps, sans y trouver le moindre bénéfice en terme d'apprentissage.

Dans certains cas, les limites mises à l'exercice de la prévention en situation de grande pauvreté sont liées à la fois aux difficultés d'une gestion du temps à long terme et au sens de la prise de risque : il en est ainsi pour un aspect un peu particulier de la prévention, celui de la contraception. Dans ce domaine, notre échec, évalué sur plusieurs années, et ce quels que soient les moyens mis en œuvre, est retentissant. La pilule, ou prise de contraception orale, est une prévention qui a pour particularité de ne pas réduire le risque de grossesse mais de l'éradiquer. Prévention abstraite et purement biologique, elle déconnecte la grossesse de la sphère génitale, elle supprime le cycle en créant son propre calendrier et bloque l'origine même de la conception.

La pilule ne s'articule pas non plus de façon secondaire à un comportement : avoir ou ne pas avoir de rapport sexuel, avoir ou ne plus avoir de partenaire, avoir des partenaires multiples, poursuivre une relation continue ou des relations successives, peu importe. Peu importe ce qui est vécu, désiré, aimé, risqué : la pilule supprime le risque. Elle s'inscrit dans une gestion du temps à long terme relativement raffinée : se protéger du risque de cette façon suppose un rapport au temps qui permet une prospective, voire des alternatives. Il y a alors, du fait même de la pauvreté, concurrence des valeurs. Notre idéologie de la prévention, qui allie un bon sens terrifiant à la notion que la santé est une valeur supérieure, nous incite à penser que, pour une femme haïtienne vivant à l'hôtel avec dix francs par jour et flanquée d'un mari alcoolique et violent, le désir d'enfant mérite réflexion.

De la même façon, une jeune toxicomane à la rue, âgée de vingt ans, qui déclare ne pas vouloir de la pilule car elle désire un enfant, toutes affaires cessantes, avec un ami rencontré la veille dans un squatt, déclenche chez nous un désir plus ou moins camouflé d'intervention.

Il s'agit pourtant là d'une prescription qui ne peut se prévaloir clairement ni de la maladie ni de la douleur. Voilà une terrible prescription de vie qui signifie que, selon notre analyse, les conditions d'habitat, de ressources, de misère physique et morale sont telles que la naissance d'un enfant n'est pas opportune. Il s'agit bien, en prévenant une grossesse, de prévenir un ensemble de situations à risque.

Mais, en face de nous, certaines de ces femmes sont prêtes à affronter ces risques. Prêtes à se faire suivre et à subir nos recommandations, mais aussi à user de ce qui représente peut-être, dans une vie sans alternative, la dernière liberté. La contraception orale, dans la mesure où elle se présente comme une éradication totale du risque, peut apparaître comme une privation ultime de cette liberté. De ce point de vue, je pense aujourd'hui qu'il n'est pas pertinent de présenter la contraception comme une prévention.

Cette question de la prévention est révélatrice. Ce qui est prévisible appartient à un temps en mouvement. Là où nous sommes, on ne peut ni vivre, ni guérir, ni devancer ce qui nous arrive : le temps est immobile, comme privé du mouvement de la vie, celui qui se nourrit d'une relation vivante, de ses ralentissements imprévisibles, de ses allers-retours et de ses ruptures. Ce mouvement est perceptible dès que l'autre se rapproche mais aussi dès qu'il s'éloigne. Il existe, grâce à cette distance qui sépare le médecin du malade, le début de la fin, le choix de la rencontre. En situation de grande pauvreté, le médecin est sommé de gérer un temps utile, qui n'autorise pas l'élaboration progressive d'une relation mais impose la mobilisation autoritaire du patient. L'échec de son intervention l'incite quelquefois à penser qu'il ne se trouve pas à la bonne place. Il s'installe alors en amont, pour être là avant que le patient n'arrive... Peut-être faut-il le devancer, en quelque sorte, raccourcir la trajectoire et, au nom de l'accès aux soins, supprimer la distance. On ira dans la rue, sur le trottoir, au plus près... Ce sont les interventions dites « de proximité » organisées par des associations humanitaires privées ou parapubliques auprès de cette population : structures ambulantes – bus, camions –, boutiques de passage ou lieux de « premier accueil », voire distribution directe de prestations médicales dans la rue. Au nom de la proximité, on cesse alors de garantir les valeurs propres à l'exercice médical – le respect de l'intimité des personnes, l'exercice d'une clinique rigoureuse, l'accès à des prestations de qualité – pour prodiguer des soins médicaux au rabais. En acceptant d'être un intervenant de passage, on renonce à la durée. On encourage ainsi ces patients à se satisfaire de dépannages sans conséquences et sans lendemain. On ne s'y prendrait pas autrement si l'on voulait les dissuader d'entreprendre une démarche de soins.

Ainsi se referme la logique des extrêmes. À ceux qui sont privés de ressources, de domicile, de confort, d'intimité, le médecin propose une médecine gratuite et anonyme délivrée sur le trottoir. Une prestation de privation en quelque sorte, une réplique exacte de la misère. La médecine de rue procède d'une logique d'enfermement des intéressés dans la pauvreté et réalise le premier ghetto en milieu ouvert. Unité d'action, unité de lieu, unité de temps : cette logique est identique à celle de la tragédie dont elle respecte les règles. Elle maintient de façon efficace les plus précaires à l'écart du système de soins. En cela, elle fonctionne comme une véritable métaphore de la pauvreté.

Quelque chose, pourtant, demeure imprévisible dans cette tragédie. Une sorte de contrepoison. À moins que ce ne soit un contretemps. Les plus pauvres viennent consulter. Rien ne peut effacer cette réalité : malgré tout ce qui sépare une personne de son propre corps, malgré tout ce qui l'éloigne du système de soins, malgré – ou peut-être grâce à – la distance qui reste à parcourir, cette personne se met, lorsqu'elle consulte, en position de patient. Quelles que soient les modalités particulières à l'exercice médical en situation de grande pauvreté que nous venons de décrire, elles ne doivent pas faire oublier qu'en sonnant à la porte, un malade désire rencontrer un médecin.

« Je viendrai mais je n'arrive pas à venir. » Ces mots, prononcés par une femme toxicomane rencontrée dans la rue par les équipes de Médecins sans frontières, chacun d'entre nous peut s'en saisir. Ainsi, aussi loin que l'on soit dans l'exclusion, le choix perdure. Chacun d'entre nous sait, à sa façon, que consulter c'est affronter un nouveau calendrier du corps, un espace aux figures imposées où l'on cesse d'être celui qui sait : une gélule matin, midi et soir alors que l'on ne souffre que le soir, un comprimé pour l'éternité parce qu'on est hypertendu, une gorgée de méthadone tous les jours, jusqu'à quand ? Que dire des maladies chroniques, avec leurs cortèges de bilans programmés, explorations, suivis, tests, protocoles, et de ces nouvelles trithérapies à la vie à la mort que nous sommes contraints de proposer aux patients comme un mode de vie plus que comme un traitement, faute de pouvoir en fixer les bornes et le calendrier. Chaque médecin est confronté, au quotidien, au temps propre de son patient, de celui qui est là avant qu'il n'arrive ou qui pousse encore la porte au moment où il s'en va, et qui consulte à contretemps, selon un calendrier qui échappe à toutes les grilles. Alors que tout est organisé pour qu'il programme l'ordre de ses plaintes, le patient qui tire la sonnette se saisit d'un instant, et d'un seul, et c'est lui seul qui s'en saisit.

Que vont faire les personnes en situation de grande pauvreté de cet instant ? À l'image du reste de la population, elles vont s'en saisir. Elles vont tenter, quoi qu'il arrive, de conserver l'initiative de cette décision. Et ce d'autant plus qu'elles sont, plus que toute autre, privées d'alternative et qu'elles auront à affronter, au sein même de la relation médicale, des obstacles multiples : manque de ressources, difficultés d'accès aux droits, décalage entre la précarité quotidienne et les exigences du suivi médical. Refuser de voir au-delà de la journée qui vous attend, c'est quelquefois nécessaire au maintien de la cohésion de sa personne. Inversement, faire perdurer un statut précaire, faute d'espérer un processus, une évolution, peut également avoir un effet protecteur. Dans les deux cas, le temps est immobile. Consulter, c'est rentrer dans un temps en mouvement, mais c'est aussi rendre les armes et renoncer à ordonner une vie qui, aussi précaire soit-elle, est, à cet instant-là, sa propre vie. Les personnes en situation de grande pauvreté ont donc, plus que d'autres, en raison des conditions d'asservissement qu'elles subissent, des raisons de s'efforcer de conserver l'initiative de consulter et l'exercice étroit de leur libre arbitre.

Pour le médecin, la seule possibilité de conserver également un libre arbitre est d'assumer pleinement, à cet instant-là, sa position de médecin. Car cet instant est celui d'un désir vivant. Pour s'en saisir, il est inutile de se transformer en travailleur social ou de se déguiser en éducateur de rue. Ce qui importe c'est, simplement et de façon très prosaïque, d'occuper une position et de la tenir. Dans des conditions d'exercice entravé, il faut alors au médecin la liberté de reconstruire une alternative, aussi minime soit-elle. Les outils dont il a besoin sont bien des outils spécifiques : il doit pouvoir avoir recours à un interprète au téléphone, faire accompagner dans ses démarches une personne très affaiblie, s'articuler à tout moment avec un travailleur social, adapter la durée de ses consultations aux situations qui se présentent. Ces outils lui permettent d'adapter à chaque instant sa pratique à des situations de plus ou moins grande précarité. Ils permettent aussi, en traitant les personnes malades comme des personnes malades, non pas de réduire la distance, mais de la parcourir ensemble.

Ces outils ont été forgés, identifiés et développés, par les organisations médicales humanitaires en même temps que l'enfermement dans des structures spécifiques. Ils n'ont pas évité que l'intervention humanitaire contribue à enfermer les plus pauvres dans une logique de dépannage misérable et renforce leur isolement plus qu'elle ne crée les conditions de leur citoyenneté. Le combat contre l'exclusion des soins générée par nos systèmes de soins pléthoriques et gavés a dû, pour échapper à l'enfermement, changer d'espace. De l'espace le plus intime de la pratique médicale, nous sommes ainsi passés à l'espace public, celui où l'on fait fonctionner les institutions et appliquer la loi.

Car ces outils peuvent être transmis. Ils peuvent être partagés, reproduits, donner lieu à un véritable échange de savoir-faire et générer ainsi d'autres pratiques. Ils peuvent contribuer à l'élaboration d'une véritable culture médico-sociale. L'intervention humanitaire permet alors de remettre dans le champ politique une question que, précisément, le politique souhaite maintenir dans le champ de l'humanitaire.

Ce passage exige que l'intervention humanitaire ait, chaque fois qu'elle initie un programme, d'autres objectifs que sa propre pertinence et soit capable d'engendrer autre chose qu'elle-même. Il s'agit là d'une véritable éthique de l'intervention. En fermant certains centres médico-sociaux ouverts par Médecins sans frontières en France chaque fois que cette transmission avait eu lieu et que les pouvoirs publics offraient un relais opérant, nous nous sommes efforcés de faire vivre cette éthique au-delà des incantations d'usage. À défaut de poursuivre ce travail et de mettre fin à notre propre enfermement, nous n'échapperons pas à la logique des extrêmes et nous générerons, à moyen ou à long terme, nos propres exclusions.

II
Stratégies d'intervention

Quelles interventions en situation de pénurie ?

par André Briend

Les organisations humanitaires intervenant dans des situations d'extrême pénurie ont des choix difficiles à faire sur les interventions à mener en priorité. À chaque urgence, et même l'urgence passée, les mêmes questions reviennent avec insistance : quelles épidémies faut-il prévenir en priorité par des campagnes de vaccination ? Faut-il vacciner toute la population pour prévenir des épidémies ? Ou seulement des groupes vulnérables ? Faut-il creuser des latrines ? Désinfecter les sources d'eau destinée à la boisson ? Ouvrir des centres de renutrition ? Distribuer des suppléments de vitamines ? Installer des consultations de type curatif ? Il serait naïf de croire que tout peut être fait, et bien fait, simultanément.

Des choix s'imposent. Certes, le bon sens permet de répondre à certaines de ces questions et l'expérience a imposé des conduites standardisées faisant l'objet d'un consensus. L'ère héroïque de l'envoi d'un médecin équipé d'une trousse chirurgicale et d'un nécessaire à perfusion quelles que soient les circonstances est bien terminée. Au-delà des grandes lignes, le choix des interventions à mener lors des situations de pénurie reste cependant délicat. Les ressources financières et humaines sont habituellement rares et il convient de les utiliser au mieux.

Les situations d'urgence ne sont pas les seules au cours desquelles des choix doivent être faits. En réalité, dans les situations « ordinaires » de pauvreté, loin de l'attention des médias, les contraintes de coût se font souvent sentir encore plus durement. Peu de temps après que les organismes internationaux eurent lancé le slogan « La santé pour tous en l'an 2000 », des voix se sont élevées pour montrer que ce pari ne serait pas tenu et pour proposer de ne recommander que les interventions les plus efficaces et les moins coûteuses, en d'autres termes celles qui avaient le meilleur rapport coût/efficacité [1]. La Banque mondiale a indiscutablement joué un rôle moteur dans le développement de cette approche [2]. La tendance actuelle est donc de calculer, pour chaque intervention, le coût qu'elle représente pour l'amélioration de la santé vue sous l'angle du bien-être qu'elle est susceptible d'entraîner.

L'adoption d'une approche froide, technocratique, consistant à comptabiliser le coût de chaque intervention, a été vivement critiquée [3]. Il est incontestable que cette approche sélective conduit, en pratique, à centrer les efforts sur des interventions très techniques, qui font souvent l'impasse sur les problèmes politiques sous-jacents dans les situations d'extrême pauvreté : il est en effet moins coûteux d'éviter des décès en mettant en place des centres de réhydratation en cas d'épidémie de choléra que d'améliorer l'assainissement des bidonvilles et proposer de donner des capsules de vitamines aux enfants est moins subversif que de proposer les mesures sociales et politiques qui permettraient à chaque enfant de recevoir un régime comportant un minimum de produits d'origine animale, de fruits et de légumes.

Adopter cette approche plus réaliste implique l'abandon d'une certaine utopie cachée derrière le slogan « La santé pour tous en l'an 2000 » et a donc été souvent perçu comme un retour en arrière sur le plan politique [4]. Elle s'impose cependant progressivement car, dans tous les domaines et pas seulement dans celui de la santé, les utopies sont moins en vogue. Par ailleurs, et surtout, une meilleure utilisation des fonds disponibles est demandée de façon de plus en plus pressante par les donateurs et les organismes financiers internationaux, tant dans le secteur public que privé. Cette approche a cependant des limites : il convient de bien les comprendre et d'admettre qu'elle ne résout pas tous les problèmes.

Qu'est-ce qu'une intervention efficace ?

Le premier problème consiste à définir l'efficacité. La définition la plus simple pour les statisticiens est de considérer comme efficaces les interventions de santé permettant de prévenir des décès. Cependant, cette approche ne tient pas compte de la qualité de la survie. Se limiter à ce critère disqualifierait, par exemple, toutes les campagnes de prévention de la poliomyélite, qui évitent un nombre très faible de décès. Qui a vu des enfants rendus grabataires par cette infection comprendra les limites de cette définition. De même, les programmes de lutte contre la lèpre seraient condamnés : cette maladie pouvant s'accompagner d'une survie prolongée, son élimination aura peu d'effet sur les statistiques de mortalité. Tenir compte de la qualité de la survie est également important quand on mesure l'efficacité des programmes de vaccinations contre la rougeole ou de distribution de capsules de vitamine A. Ces programmes permettent en effet d'éviter des décès mais préviennent aussi la survenue de cas de cécité.

De plus, la comparaison brute du coût des décès évités soulève de nombreuses questions : faut-il préférer une intervention comme la vaccination contre la rougeole, qui permet de sauver la vie d'un jeune enfant qui a plusieurs dizaines d'années de vie devant lui ? Ou un programme de lutte contre la tuberculose s'adressant aux adultes et aux personnes âgées ? Ou un programme de lutte contre le sida, susceptible d'éviter des décès de personnes actives qui assurent souvent la survie économique de tout un groupe familial ? La réaction des organismes humanitaires et internationaux à l'égard de ces problèmes a fréquemment été de donner la priorité aux interventions destinées à éviter les décès d'enfants, qui semblent les plus injustes et les plus intolérables. Ces organismes sont cependant principalement financés par des donateurs influencés de près ou de loin par une philosophie « occidentale » accordant une valeur spéciale à l'enfant. Leur attitude peut, cependant, provoquer une véritable incompréhension dans des sociétés où les personnes âgées, qui maintiennent les traditions et apparaissent plus qu'ailleurs garantes de la structure sociale, sont plus valorisées que dans les nôtres.

Ces quelques exemples montrent qu'une approche purement comptable des problèmes de santé n'est pas adéquate, même dans les situations de pénurie. Des décisions importantes sur les choix d'intervention ne peuvent être prises à partir de critères d'ordre uniquement économique, encore moins de coût immédiat, mais doivent également intégrer des considérations sur la structure familiale ou, d'une façon plus large, la philosophie de la société où elles s'appliqueront.

L'idéal et la réalité

Par ailleurs, l'évaluation de l'efficacité d'une intervention en termes de prévention des décès est elle-même difficile à réaliser. En effet, la seule technique rigoureuse consiste à diviser de façon aléatoire une population en deux groupes comparables en tout point, à ne pratiquer l'intervention en question que sur un seul des deux groupes et de compter, à l'issue d'un temps donné, le nombre de décès dans chaque groupe. Disons tout de suite que ce type d'expérimentation est rarement effectué. En effet, il existe fréquemment des arguments convaincants pour supposer que les interventions proposées sont efficaces. On hésite donc à constituer un groupe témoin. Cette attitude semble prudente. Il faut savoir qu'elle présente toutefois un risque, car elle conduit inévitablement à promouvoir des interventions inefficaces. Le vaccin injectable contre le choléra en est un exemple spectaculaire. Historiquement, le choléra a été une des premières infections pour lesquelles, dès le début de ce siècle, un vaccin ait été proposé. Longtemps, son efficacité n'a pas été mise en doute : lors des épidémies, n'observait-on pas une diminution rapide des cas dès que l'on conduisait une campagne de vaccination ? Ce vaccin, longtemps recommandé par l'OMS, a fait partie des vaccinations obligatoires pour les voyageurs dans de nombreux pays pendant des années. Peu à peu, néanmoins, des doutes se sont insinués quant à son efficacité. On s'est aperçu progressivement, au cours des épidémies de choléra, qu'il existait un grand nombre de personnes qui résistaient naturellement au vibrion et qui s'immunisaient spontanément par le biais d'une infection inapparente. Une meilleure description des épidémies a permis de montrer que, même en l'absence de vaccination, le nombre de cas nouveaux atteignait un pic puis régressait en quelques semaines, comme cela a été encore observé tout récemment lors des grandes épidémies survenues dans les camps de réfugiés rwandais dans l'ex-Zaïre [5]. L'efficacité de ce vaccin n'a été testée selon les règles de l'art qu'au début des années soixante-dix, au Bangladesh, dans une région où le problème éthique posé par le groupe témoin avait été surmonté en installant des centres de traitement dans les villages, avec un système de bateaux hors-bord permettant d'évacuer rapidement les malades et d'éviter les décès. Cet essai a montré que la protection conférée par ce vaccin, recommandé pendant plus de cinquante ans, était négligeable et que les efforts dispensés dans les campagnes de vaccination de masse lors des épidémies représentaient un gaspillage de moyens considérables pour limiter une épidémie qui, de toute façon, s'éteindrait d'elle-même dès lors que tous les sujets susceptibles de développer un choléra clinique auraient été en contact avec le vibrion [6].

En réalité, les circonstances où les conditions sont réunies pour tester l'efficacité d'une intervention pour éviter des décès sont rares. On peut citer cependant les études récentes sur l'effet de doses régulières de vitamine A sur la mortalité des jeunes enfants. La vitamine A est nécessaire au bon fonctionnement de la vision et, en cas de carence sévère, on observe des lésions cornéennes qui, en l'absence de traitement, peuvent évoluer rapidement vers la cécité. Dans les années soixante, des programmes de prévention de ces lésions oculaires ont été mis en place dans différents pays d'Asie. La vitamine A possédant la particularité de se stocker au niveau du foie, il est possible, dans les régions où existe un risque de carence, de couvrir les besoins en donnant une dose tous les quatre à six mois. Au fil des années, lors de l'évaluation de ces programmes de prévention des lésions oculaires associées, on observa une baisse de la mortalité dont il était bien difficile de dire si elle était due à l'effet de la vitamine A elle-même ou à d'autres facteurs comme, tout simplement, une amélioration des conditions de vie. Un essai avec un groupe témoin a pu être tenté en Indonésie, dans un premier temps, puis dans plusieurs régions de la planète. L'hypothèse de départ, à savoir qu'il serait possible de réduire la mortalité simplement en donnant une capsule de vitamine A à chaque enfant tous les quatre mois, semblait en effet invraisemblable, et la constitution d'un groupe témoin paraissait ainsi éthiquement acceptable, tout du moins dans les régions où les carences sévères en vitamine A, susceptibles d'entraîner des lésions oculaires, étaient absentes ou très rares, et pouvaient être dépistées à un stade précoce. Ces études ont montré que la réduction de la mortalité obtenue était de l'ordre de 20 %. Actuellement, il ne serait plus acceptable de continuer ce genre d'essai : grâce aux études avec groupes témoins, la distribution de vitamine A pour réduire le risque de décès est une des interventions dont l'efficacité est la mieux démontrée.

Dans la plupart des cas, cependant, la situation n'est pas si simple. Plusieurs approches sont envisageables pour évaluer l'efficacité d'une intervention sans utiliser un groupe témoin qui serait délibérément privé de l'intervention en cours d'évaluation. La plus simple est l'approche dite « cas/témoin » qui est une étude de caractère rétrospectif, pouvant être employée dans le cas où tous les individus n'ont pas été couverts par l'intervention. Le principe en est de comparer, de façon rétrospective, la proportion de sujets ayant bénéficié de l'intervention parmi ceux qui sont décédés pendant une période donnée avec celle observée dans un échantillon d'individus survivants sélectionnés pour être par ailleurs en tout point comparables aux individus décédés. Par exemple, on peut comparer la proportion d'enfants qui ont été vaccinés contre la rougeole parmi les enfants décédés lors d'une épidémie avec celle observée dans un échantillon d'enfants de même âge et de même sexe ayant survécu à cette épidémie.

Les études cas/témoin sont très en vogue actuellement car, outre leur intérêt sur le plan éthique, elles sont beaucoup plus faciles à mettre en œuvre, ne nécessitant, par leur nature même, qu'un petit nombre de sujets : la théorie statistique montre que cette méthode permet d'atteindre des conclusions très proches de celles obtenues lors d'études prospectives, avec des échantillons de quelques dizaines de personnes au lieu de plusieurs milliers dans chaque groupe de comparaison. Cette approche a été utilisée, par exemple, pour comparer la proportion de familles utilisant des latrines parmi les enfants décédés de diarrhées à celle de familles d'enfants survivants de même âge, sexe et niveau socio-économique identiques. Ces études doivent cependant être interprétées avec prudence : il est évident que les familles dont les enfants sont vaccinés ou qui utilisent des latrines sont différentes des autres, au moins dans leur attitude vis-à-vis des interventions de santé et sans doute vis-à-vis de toutes les innovations venant de l'extérieur. En réalité, le risque de décès tend souvent à être réduit pour bien d'autres raisons que l'intervention étudiée chez les enfants qui en ont bénéficié. Il est donc très difficile de constituer de façon rigoureuse le fameux groupe témoin. Ces études ont ainsi souvent tendance à surestimer l'efficacité des interventions, bien qu'il existe également des techniques statistiques pour contourner ces difficultés.

Les études cas/témoin ne sont cependant pas utilisables pour évaluer les interventions touchant l'ensemble d'une population. Un cas caricatural a été celui de l'évaluation de l'efficacité de l'utilisation des sels de réhydratation par voie orale à domicile pour réduire le risque de décès par diarrhée. La nouveauté de ce concept et son efficacité en milieu hospitalier ont frappé si fortement les esprits, au début des années quatre-vingt, que cette intervention a été saluée dans un éditorial du journal médical *The Lancet* comme la découverte médicale du siècle [7]. Cette technique a été diffusée au niveau mondial sans en tester l'efficacité de façon rigoureuse avec constitution d'un groupe témoin. Comme la réduction des décès qui a suivi n'a pas été spectaculaire, des voix se sont élevées pour demander que l'on évalue l'efficacité de cette intervention mais, dans la plupart des régions, la promotion en avait été si bien faite qu'il était difficile de constituer, même *a posteriori*, des groupes témoins n'ayant jamais eu recours à cette technique. La meilleure solution, à ce stade, a consisté à reprendre l'évolution au cours des années des taux de décès dans des régions où cette intervention a été introduite rapidement. Cette approche (dite « avant/après ») a été utilisée par des auteurs égyptiens qui ont effectivement montré une réduction des décès par diarrhée au moment où la réhydratation par voie orale a été introduite en Égypte [8]. Ce résultat est toutefois difficile à interpréter, car cette introduction a eu lieu pendant une période où l'économie égyptienne était en pleine expansion. Par ailleurs, d'autres interventions ont eu lieu au même moment, notamment une amélioration de la prise en charge clinique des cas de diarrhée en milieu hospitalier, ce qui pourrait également expliquer cette réduction de mortalité. Une autre étude de ce type, réalisée au Bangladesh, dans une zone où les conditions de vie n'avaient guère changé pendant la période considérée, a montré que la promotion de cette innovation peu coûteuse, fierté des organismes internationaux, n'avait sans doute pas évité de décès, ou seulement très peu, durant cette période [9]. Il est difficile, au vu de ces résultats, d'établir l'efficacité réelle de cette intervention. La promotion de la solution de réhydratation par voie orale en cas de diarrhée pourrait bien devenir un cas d'école montrant comment une intervention, qui plaît aux pays donateurs pour des raisons d'ordre idéologique, peut être promue sans véritable examen critique de sa pertinence.

Difficultés d'interprétation

L'évaluation de l'efficacité de certaines interventions se heurte également à ce que l'on appelle les phénomènes d'interaction. En d'autres termes, certaines interventions peuvent être d'une efficacité ou d'un intérêt variable selon le contexte étudié. La promotion de l'allaitement au sein donne un bon exemple d'interaction avec l'état nutritionnel de la population étudiée et avec son niveau d'hygiène. Il a, en effet, été montré que la meilleure survie associée à l'allaitement au sein était surtout importante lorsque l'enfant allaité était dénutri [10]. De même, la protection apportée par l'allaitement au sein contre les diarrhées est plus importante quand les conditions d'hygiène sont insuffisantes. Ces observations permettent d'expliquer pourquoi l'allaitement au sein est associé à une meilleure survie dans les pays pauvres, alors qu'il est très difficile de mettre en évidence une association entre le type d'allaitement et l'état de santé de l'enfant dans les pays riches. Ces phénomènes d'interaction sont utiles à connaître et doivent inciter à la prudence lors de l'interprétation d'études épidémiologiques. Ils montrent également l'intérêt de reprendre le même type d'études dans plusieurs régions avant d'extrapoler les résultats obtenus au niveau de la planète.

QUELLES INTERVENTIONS EN SITUATION DE PÉNURIE ?

Il est toujours très difficile d'affirmer qu'une intervention a empêché un décès car les causes potentielles de décès sont multiples. Un enfant dont le décès par rougeole a été évité par vaccination peut très bien décéder de dysenterie ou de pneumonie quelques mois plus tard. L'existence de ces causes multiples complique singulièrement la mesure de l'efficacité des différentes interventions. Les interventions nutritionnelles constituent un cas extrême. On dit souvent que nourrir un enfant dans un pays pauvre revient à un franc par jour. Ce chiffre est en tout cas annoncé depuis plus de trente ans par les organismes humanitaires et ne semble pas avoir été modifié par l'inflation. Il est proche, en effet, des chiffres utilisés par les organismes internationaux pour établir les budgets consacrés à l'alimentation dans les camps de réfugiés en Afrique. Ce chiffre peut paraître incroyablement bas, mais correspond à 365 francs par an, soit environ 70 dollars, et s'élève à 350 dollars si l'on veut assurer la survie d'un enfant jusqu'à l'âge de cinq ans.

La comparaison brute de ce coût avec celui, par exemple, de la vaccination contre la rougeole, estimé à moins de 5 dollars par enfant, pourrait imposer la conclusion qu'il est plus « rentable » de vacciner un enfant que de lui donner à manger pendant cinq ans. Or l'absurdité de ce raisonnement apparaît ici évidente : tout le monde comprend qu'il ne sert à rien de vacciner un enfant qui n'aura rien à manger pendant cinq ans. Dans des cas moins caricaturaux, cependant, ce type d'erreur peut passer inaperçu. L'existence de causes multiples de décès implique en fait que l'efficacité d'une intervention est toujours plus faible que celle suggérée par de simples comparaisons de survie entre groupes.

Le problème de l'évaluation des coûts

L'évaluation du coût des programmes de santé est certainement moins délicate que celle de leur efficacité. Elle ne pose pas de problème éthique, et une bonne analyse comptable des dépenses engagées pour mettre en œuvre un programme apporte une information capitale. C'est un travail qui ne peut cependant s'improviser. Il n'est pas toujours facile d'établir avec précision combien coûte l'addition d'un vaccin à une campagne en cours, par exemple. L'évaluation du coût d'un programme de mise en place d'une adduction d'eau, qui requiert un capital initial important mais peu de dépenses courantes, doit tenir compte de l'évolution probable des taux d'intérêt à long terme, point sur lequel peu de médecins de santé publique, et même peu d'économistes, ont une opinion précise.

Le coût des programmes varie également selon les circonstances. Le coût de la main-d'œuvre change fortement d'un pays à l'autre selon le niveau de vie. Le coût du transport du personnel pour une campagne de vaccination est faible en milieu urbain. Il devient plus élevé en zone rurale, surtout si l'habitat est dispersé. Il peut devenir astronomique dans les zones désertiques... où les risques d'épidémie sont plus faibles.

Quelles conclusions tirer des études coût/efficacité ?

Les problèmes méthodologiques qui viennent d'être exposés montrent que les études coût/efficacité sont difficiles à conduire, longues et coûteuses. Mais elles permettent d'éviter certaines dérives. On a souvent peu d'éléments sur lesquels se fonder pour faire le choix d'une intervention et la tentation est forte, après avoir fait démarrer un programme, de le laisser continuer car il est difficile de montrer qu'il ne sert à rien. Les domaines touchant à l'enfance et plus particulièrement celui de la nutrition, aux résonances affectives multiples, représentent un bon exemple de dérives possibles car souvent, faute de mieux, les bons sentiments guident le choix des interventions. Les programmes de distribution de farine et de biscuits enrichis en protéines en sont un exemple. Ces programmes datent des années soixante, à une époque où les besoins en protéines de l'enfant étaient certainement surévalués... et où les producteurs, aussi bien américains qu'européens, cherchaient des débouchés pour des aliments riches en protéines (lait écrémé en poudre, soja). Personne, depuis, n'a pu démontrer que ces programmes avaient un impact réel, mais ils demeurent d'actualité. Qui oserait remettre en question les programmes de distribution d'aliments de sevrage, dont bénéficient ces enfants ? Peu importe que, pour des raisons de coût, la plupart de ces aliments, riches en protéines, soient pratiquement dépourvus de lipides, ce qui les rapproche plus, en termes de composition, des régimes recommandés pour les personnes obèses que du lait maternel qu'ils sont censés compléter. Peu importe que leur efficacité n'ait jamais été réellement prouvée.

Dans la mesure du possible, il serait important de mener des études coût/efficacité en différentes régions. Le tableau page suivante montre les résultats d'une des rares études de ce type, effectuée au Bangladesh [11]. Cette étude a été réalisée dans une zone où existait un programme de distribution de vitamine A couvrant l'ensemble des enfants et ne permet donc pas d'évaluer l'efficacité de cette intervention. Elle montre néanmoins clairement que les interventions ont un rapport coût/efficacité très inégal et que le coût de chaque intervention (première colonne) n'a le plus souvent qu'un lointain rapport avec le coût d'un décès évité par cette intervention (deuxième colonne) ; or la tentation est généralement forte de faire porter les efforts sur les interventions les moins coûteuses au niveau individuel. Ce type d'étude est également utile pour comparer l'intérêt des interventions curatives et préventives. On dit souvent qu'« il vaut mieux prévenir que guérir ». C'est sans doute vrai en général, mais il existe des exceptions à cette règle. Les résultats de cette étude suggèrent, par exemple, qu'il est préférable de mettre en place un programme curatif de traitement des infections respiratoires plutôt qu'un programme de prévention de la déshydratation par distribution de sels de réhydratation.

En conclusion, malgré leurs imperfections et les difficultés de leur mise en œuvre, les études coût/efficacité sont irremplaçables pour faire des choix en matière d'intervention sanitaire. Mais il est important d'en connaître les limites, de pondérer leurs résultats d'un peu de bon sens et de prendre en compte l'interprétation qu'en font les responsables de la santé publique issus de la population concernée.

Coût moyen, par enfant et par décès évité, des interventions les plus courantes
(données du Bangladesh)

Type d'intervention	Coût moyen par individu (en dollars, 1989)	Coût moyen par décès évité (en dollars, 1989)
Traitement d'une infection respiratoire aiguë à domicile	46	717
Traitement d'un cas de dysenterie	46	997
Traitement d'une malnutrition sévère en centre de renutrition	554	1757
Distribution d'un sachet de sels de réhydratation par voie orale	0,1	38 600
Vaccination contre la rougeole	2,5	201
Vaccination contre le tétanos	2,5	294

Tuberculose, sida, éthique

par Richard Bedell

Si je demandais à mes amis et à mes collègues ce qu'ils pensent des droits de l'homme, ils mettraient probablement l'accent sur l'universalité et l'incontestable primauté de ces droits. Ils jugeraient difficile, voire immoral pour certains, d'argumenter contre le respect d'un droit spécifique pris isolément. Leur postulat de départ serait que rien ne peut (ou ne doit) s'opposer au respect des droits individuels sauf, peut-être, dans la situation particulière où les droits de l'un doivent être limités pour éviter la violation de ceux des autres. Je voudrais montrer ici que notre conduite, dans la réalité, révèle que la place des droits de l'homme dans notre jugement moral est plus difficile à cerner. Toute considération relative aux droits de la personne s'inscrit dans une relation dynamique avec d'autres formes du bien, dont certaines sont parfois moins reconnues. (Par « forme du bien » je désigne ce qui possède une valeur morale positive pour les êtres humains et vers lequel nous tendons sur un plan éthique.)

Les personnes travaillant pour des organisations humanitaires comme MSF sont toutes issues de la société civile – et, il convient de le noter, d'origines différentes. Nous véhiculons, dans une plus ou moins grande mesure, les idées de notre temps tout comme nos concitoyens, à cette différence près que nous sommes, pour notre part, en position d'incarner ces idées, de les représenter à l'extérieur de nos propres sociétés. Cette responsabilité doit nous inciter à la prudence.

Si je devais expliquer ce qu'est MSF à quelqu'un qui ne connaît absolument pas notre organisation, je parlerais au premier abord de nos interventions dans les domaines de la santé et des droits de l'homme. Je mettrais aussi en valeur certaines caractéristiques, en utilisant peut-être d'autres organisations comme contre-exemples. Mais, au moment de conclure, je ne serais pas vraiment sûr d'avoir réussi à exprimer (voire saisi moi-même) tout ce qui fait l'essence de MSF. Il ne s'agit pas là d'une coïncidence : nous sommes une organisation en évolution qui travaille – et, les mauvais jours, lutte – pour mieux s'appréhender. Cette quête est certainement un trait caractéristique de nombre d'organisations humanitaires des années quatre-vingt-dix. Que notre évolution traduise la complexité du monde qui nous entoure ne me déçoit pas. Cela vaut bien mieux qu'une simplification à outrance qui sonnerait creux. C'est la meilleure justification que je puisse apporter à ceux qui s'interrogeraient sur le sens d'une telle réflexion sur notre comportement éthique : cela nous permet de mieux saisir la complexité et la richesse du monde dans lequel nous vivons, des relations qui nous unissent et, ce faisant, d'éviter les interprétations erronées et les faux pas qui jalonnent notre chemin.

Des caractéristiques épidémiologiques à l'éthique

La tuberculose apporte un éclairage particulier sur notre conception de l'éthique, et pas seulement de l'éthique. Voyageant dans le temps, apparaissant et réapparaissant à travers les époques, elle nous a accompagnés à mesure qu'évoluait notre réflexion sur la santé et la maladie, sur Dieu et la science, sur la nature et sur nous-mêmes. Dans les pays occidentaux, la tuberculose était jadis une métaphore pour évoquer le mal ; elle a ensuite renvoyé une image de fragilité, de sensibilité, de tristesse et d'impuissance, et parfois de manque de volonté ou d'intensité excessive [1]. Ces notions peuvent paraître risibles ou dotées d'un charme suranné pour les personnes instruites de la fin du XXe siècle, mais elles restent vivaces en dehors de la sous-culture du rationalisme scientifique occidental moderne. La tuberculose est aujourd'hui, dans nombre de pays non occidentaux, un désastre social pour les individus, sans parler de ses conséquences physiques. L'isolement des gens étiquetés « tuberculeux » subsiste parfois même après leur guérison.

La tuberculose est due à une infection provoquée par une bactérie appelée *Mycobacterium tuberculosis* qui appartient à une famille de bactéries dotée d'une enveloppe extérieure particulière. La réplication des mycobactéries est relativement lente ; chacune de ces caractéristiques entraîne des conséquences très importantes.

L'enveloppe extérieure particulière de cette bactérie induit une réponse immunitaire spécifique au sein de l'organisme hôte qui peut conduire à l'endiguement mais pas à l'éradication de l'infection. Après sa première rencontre avec le système immunitaire, l'infection est maîtrisée de manière permanente chez environ 90 % des individus dotés d'un système immunitaire normal, qui ne développeront pas de symptômes. Chez les 10 % restants, la maladie se déclare, parfois plusieurs dizaines d'années après la primo-infection, et la personne est alors dite atteinte de tuberculose « active », dont les caractéristiques habituelles sont la fièvre et la toux, mais qui peut également affecter d'autres organes, indépendamment ou non des poumons. L'infection des poumons prend le nom de tuberculose pulmonaire et la personne atteinte peut ou non propager la bactérie en toussant. Lorsque la bactérie est présente dans les expectorations, on parle de cas à « expectorations positives » ou « BK+ » (pour bacille de Koch, du nom du savant qui, le premier, décrivit la bactérie). La tuberculose se transmet aux personnes non infectées uniquement par inhalation d'expectorations émanant de personnes atteintes de tuberculose pulmonaire BK+. Les patients atteints d'autres formes de tuberculose (tuberculose pulmonaire BK négative ou tuberculose exclusivement extra-pulmonaire) ne sont pas contagieux, sauf dans des cas extrêmement rares.

La lenteur du processus de réplication impose un traitement spécifique de la maladie. Lors du traitement d'une infection, les bactéries sont éliminées par des antibiotiques qui perturbent de différentes façons le processus de réplication. Dans la mesure où la réplication de *Mycobacterium tuberculosis* est lente, le traitement de la maladie doit se poursuivre au moins sur plusieurs mois, voire davantage. La durée du traitement est un obstacle majeur à sa réussite.

En Amérique du Nord, le pourcentage de la population atteint par la tuberculose (la prévalence) a commencé à décliner de manière sensible au début du siècle, bien avant la mise au point de médicaments antituberculeux. Ce recul s'explique sans doute essentiellement par une meilleure alimentation et des habitations plus salubres, mais également par l'instruction, l'isolement et la mise en quarantaine. De nos jours, le traitement de la tuberculose et les programmes de lutte contre la maladie sont axés sur la médication des patients atteints de tuberculose active, bien que les autres facteurs aient toujours une influence significative sur l'évolution, la propagation de la maladie et les rémissions spontanées. Un nouveau facteur a modifié considérablement la prévalence de la tuberculose active : le VIH qui, en raison de l'affaiblissement du système immunitaire qu'il entraîne, affecte l'évolution de la maladie. Si une personne infectée par la seule tuberculose a environ 10 % de chances de développer la maladie à un moment de sa vie (le risque pouvant s'étaler sur trente ans, soit un taux de risque moyen de 0,33 % par année de vie), une personne infectée à la fois par le VIH et la tuberculose a 10 % de chances *par année de vie* de développer la maladie active (soit trente fois plus de risques qu'une personne non infectée par le VIH). La probabilité de voir la tuberculose active progresser plus rapidement que la normale s'en trouve également accrue.

MSF rédige de temps en temps des documents visant à donner aux personnes qui travaillent sur le terrain des directives sur des sujets potentiellement difficiles. Le document d'orientation de 1994, *MSF et la tuberculose*, compte au nombre de ces rapports. Il rend compte des applications des idées occidentales contemporaines sur la tuberculose aux situations délicates dans lesquelles MSF intervient. Dans la lignée de l'approche préconisée par l'OMS à l'égard de la tuberculose, il donne la priorité au diagnostic et au traitement des patients atteints de tuberculose pulmonaire BK+ dans le but exprès de limiter la contagion. Ce document décrit également les conditions nécessaires à la conduite d'un programme efficace de lutte contre la tuberculose. Il souligne notamment que, compte tenu des nombreuses précautions qui s'imposent, il est préférable de ne pas mettre en place de programme de lutte contre la tuberculose plutôt que d'appliquer un programme de mauvaise qualité.

L'approche prônée par MSF et l'OMS dans leurs rapports est emblématique de ce que l'on pourrait appeler une « démarche de santé publique ». Les idées inhérentes à la santé publique ont une origine qui les lie clairement aux théories utilitaristes des siècles derniers. L'utilitarisme développe l'idée selon laquelle la détermination des conséquences d'une action (ou d'une inaction) constitue le fondement de tout processus de prise de décision. Dans la théorie utilitariste, les décisions moralement correctes sont celles qui optimisent le bien-être des individus pris dans leur ensemble, l'objectif étant d'agir dans l'intérêt du plus grand nombre. En ce qui concerne la tuberculose, cela se traduit par des politiques centrées sur la diminution du risque public de contagion.

Les exclus des programmes de lutte

MSF précise dans ses lignes directrices que « le traitement des patients présentant un test positif [BK+] doit être la seule et unique priorité de tout programme de lutte contre la tuberculose ». La justification de cette approche est double : d'une part, seuls les patients BK+ propagent la maladie et le fait de les soigner peut éviter que d'autres personnes soient infectées ; d'autre part, on nous dit que les patients BK+ ont aussi plus de risques de mourir.

Ces deux logiques traduisent pourtant des perspectives éthiques assez différentes. Limiter la contagion est, comme indiqué plus haut, une idée utilitariste qui vise essentiellement à protéger les personnes non infectées. Mais le risque de décès plus important est, pour sa part, un argument qui se fonde sur l'intérêt des patients BK+.

Ce raisonnement conduit-il à négliger certaines personnes ? En un sens, oui : les patients atteints de tuberculose pulmonaire BK négative ou de tuberculose extra-pulmonaire. On nous dit, implicitement, que le risque de décès auquel ils sont exposés est moindre que pour les patients BK+. Or ce raisonnement est trompeur. Si le taux de mortalité des personnes BK+ non traitées atteint 60 à 70 %, il ne s'en élève pas moins à 40 à 50 % pour les autres formes de tuberculose, chiffre extrêmement élevé et ce quelle que soit l'échelle de valeur utilisée. Dans la mesure où la proportion de patients BK+ se situe généralement entre 40 et 50 %, le nombre de patients mourant des suites de cette maladie est en définitive comparable à celui des personnes décédant des suites d'autres formes de tuberculose.

Les politiques qui ne mettent pas l'accent sur le traitement des personnes atteintes de tuberculose pulmonaire BK négative ou de tuberculose extra-pulmonaire placent manifestement la protection de la population contre les risques de contagion *au-dessus* d'une approche équitable du patient en tant qu'individu, alors même que le risque de décès est du même ordre quelle que soit la forme de la maladie. Que devient le serment d'Hippocrate selon lequel le médecin se doit d'offrir les meilleurs soins possibles à un patient et de ne porter préjudice à personne ? Que devient le concept moderne de droit du patient aux soins médicaux, tel qu'il est codifié par l'article 12 de la Convention internationale sur les droits économiques, sociaux et culturels ? Il convient de souligner ici que le risque pesant sur la santé publique ne peut être correctement traduit dans le langage des droits. La protection contre les risques causés par des tiers – dont la probabilité de préjudice demeure restreinte, et ne peut que rarement être estimée – n'est pas prévue par les instruments de défense des droits de la personne.

Tentant de déterminer un critère susceptible de justifier une limitation des droits, certains auteurs décrivent la notion de risque par rapport au « principe de préjudice ». Pour justifier les limitations imposées aux libertés d'un individu, ce principe se fonde sur l'interdiction de porter préjudice à autrui. Malheureusement, utiliser le terme « préjudice » n'améliore guère notre compréhension dans la mesure où la nature du préjudice se révèle, dans la pratique, extrêmement complexe et souvent subjective. D'aucuns considèrent le préjudice comme une sorte de « bien négatif ». Dans *On Liberty*, le philosophe et économiste John Stuart Mill, fondateur de l'utilitarisme, sous-entend que le bien ou le mal sont, par nature, plus que physiques : « Le pouvoir ne peut s'exercer légitimement contre le gré d'un membre d'une société civilisée que pour empêcher qu'il soit fait du mal à autrui. Son bien, tant physique que moral, ne constitue pas une garantie suffisante. » Il est aussi difficile d'appréhender la nature du préjudice dans ses multiples facettes que de comprendre la nature du bien.

Cela démontre que, bien que nous reconnaissions plusieurs formes de bien, celles-ci ne sont pas toujours compatibles, ce qui nous conduit à faire des compromis, à trouver un point d'équilibre plus ou moins confortable où nous estimons avoir tenu compte de tous les grands problèmes sans en négliger aucun. Mais on oublie qu'en recherchant ce point d'équilibre, nous faisons, peut-être involontairement mais nécessairement, référence à un cadre moral dans lequel s'inscrivent nos préoccupations antagonistes.

Au nombre des autres thèmes importants abordés dans le rapport de MSF sur la tuberculose figure la qualité des programmes de lutte contre cette maladie. Celle-ci s'articule autour de trois grands axes : l'identification des personnes atteintes de tuberculose active, le traitement médicamenteux approprié et la compliance, c'est-à-dire le respect du traitement prescrit, sans oubli de médicaments ni interruption du traitement. Or, comme nous l'avons vu, le document d'orientation va jusqu'à dire qu'il est préférable de ne pas disposer de programme de lutte contre la tuberculose plutôt que d'en avoir un de mauvaise qualité. Cette recommandation mérite un examen approfondi.

Pourquoi les programmes de lutte contre la tuberculose de mauvaise qualité ne sont-ils pas souhaitables ? On peut distinguer trois raisons majeures : les patients qui ne sont pas traités convenablement ont plus de risques de succomber à la maladie que s'ils ne sont pas traités du tout ; les patients BK+ qui ne reçoivent pas un traitement approprié transmettent la maladie à des personnes non infectées ; enfin, un traitement inapproprié peut favoriser le développement de souches de tuberculose résistantes aux médicaments, dont certaines ne pourront être traitées et d'autres seront plus difficiles à traiter en termes de temps et de coût.

Qu'implique le fait de décider que nous ne pouvons pas mettre en place de programme de lutte contre la tuberculose pour des raisons de qualité ? Lorsqu'elle n'est pas traitée, la tuberculose (toutes formes confondues) est mortelle dans 40 à 70 % des cas en moyenne. Les patients souffrant de tuberculose BK+ compteront au nombre de ces victimes et risquent de transmettre l'infection à d'autres personnes jusqu'à leur décès. Leur mort stoppera, dans un sens, la propagation de l'infection. Cette issue est-elle préférable à la mise en place d'un programme de lutte contre la tuberculose de qualité défaillante ?

Quels sont ces éléments de qualité ? L'identification des patients ayant développé la maladie, les personnes atteintes de tuberculose pulmonaire BK+ pour être plus précis, est une condition nécessaire pour limiter la propagation de l'infection. Or, en elle-même, l'absence d'identification n'a aucune influence sur l'issue du traitement des personnes dont l'infection a été identifiée et ne favorise pas non plus le développement d'organismes résistants.

Le choix de médicaments appropriés est une condition nécessaire à la réussite d'un traitement et à l'endiguement de la contagion. Il n'y a là rien de litigieux. La compliance est l'aspect le plus complexe de la qualité d'un programme. Une mauvaise compliance peut induire toutes les conséquences graves exposées plus haut, et il est extrêmement important d'y veiller. Mais quelles seraient les conséquences de l'annulation d'un programme pour cette raison ? Pour les personnes qui suivaient leur traitement, l'absence de compliance des autres ne serait manifestement pas un argument pour remettre en cause l'existence du programme. La non-compliance est, en revanche, une source de risque indiscutable pour les personnes non infectées. Mais juger qu'elle représenterait globalement un plus grand risque que l'absence totale de traitement pour tous les patients tuberculeux demeure discutable. Dans les pays occidentaux, le problème de la non-compliance se pose également, notamment parmi les populations défavorisées des quartiers déshérités. Dans certains endroits, le taux de compliance est de 10 %. Il n'est toutefois jamais question alors de ne plus proposer de traitement.

L'examen critique de ces problèmes relatifs à la qualité des programmes de traitement de la tuberculose montre qu'il existe, sur un plan éthique, peu de raisons de ne pas conduire ces programmes pour cause de médiocre qualité réelle ou envisagée. Les observations formulées plus haut mettent en évidence la nécessité d'adopter une position plus nuancée et plus sélective que celle énoncée dans les directives actuelles de l'OMS ou de

MSF en matière de tuberculose, qui préconisent le renoncement pur et simple aux programmes de mauvaise qualité.

Le problème de la déclaration obligatoire

Nombre de maladies (généralement infectieuses) sont classées dans la catégorie des maladies à déclaration obligatoire. En d'autres termes, il est légalement obligatoire de les déclarer aux autorités sanitaires. Le nom du patient et d'autres informations visant à son identification doivent être fournis pour permettre la surveillance du patient, voire son isolement si nécessaire. Cette obligation est destinée à assurer la protection du public et, si elle est mieux utilisée dans les pays occidentaux qu'ailleurs, c'est plus en raison de l'existence dans ces pays d'un dispositif administratif idoine que parce qu'elle est rejetée ailleurs.

La déclaration et le pouvoir légal d'imposer un isolement involontaire sont des entorses explicites à la confidentialité de la relation médecin/patient et à la liberté absolue de l'individu. Les lois, généralement structurées de telle façon qu'il n'est pas possible d'imposer un traitement à des patients, sauf dans le cas de patients mentalement incapables, visent strictement la réduction du risque par la limitation de la contagion. Elles supposent une attitude d'opposition et la nécessité de surveiller une population qui peut ne pas se montrer coopérative.

Pour les Occidentaux modernes, l'obligation de déclaration de la tuberculose n'est pas surprenante et paraît raisonnable. Avant même la mise au point d'une antibiothérapie contre la tuberculose, on recourait à l'isolement et à la mise en quarantaine pour limiter la propagation de l'infection. Si ces méthodes socialement restrictives, incompatibles avec la liberté de l'individu, sont acceptées aussi aisément, c'est parce qu'elles constituent un point d'équilibre entre des formes de bien antagonistes. Ce point d'équilibre éthique peut être mis en relief par quelques comparaisons entre le VIH et la tuberculose.

Contrairement à la tuberculose, le VIH est entré en scène comme une sorte d'extra-terrestre, en un temps et un lieu qui ont fortement conditionné notre réaction à son égard. À l'inverse de la tuberculose, le VIH ne relève pas de la déclaration obligatoire sauf dans le cadre de recensements démographiques anonymes. Ces deux maladies, à la fois similaires et différentes, constituent l'une et l'autre un danger pour la santé publique. Si la tuberculose peut se transmettre à l'occasion de contacts ordinaires (par exemple, en se trouvant dans la même pièce qu'un malade contagieux qui tousse), le VIH ne se transmet généralement aujourd'hui qu'à l'occasion de rapports sexuels ou d'échanges de seringues, ou encore par voie transplacentaire de la mère à l'enfant. Alors que seuls les tuberculeux BK+ sont contagieux, toutes les personnes infectées par le VIH le sont, même si elles sont dépourvues de symptômes. Alors que 90 % au moins des personnes atteintes de tuberculose ne développeront jamais la maladie et que la moitié de celles qui l'ont développée survivront même en l'absence de traitement, avec le VIH toutes les infections finissent par être mortelles. Bien que le VIH constitue un risque majeur pour les personnes non infectées, la confidentialité, l'intimité et les libertés individuelles des personnes atteintes du virus sont respectées. À l'évidence, le point d'équilibre qui a été choisi entre les droits individuels et d'autres formes de bien diffère de celui adopté pour la tuberculose.

Notre approche du VIH s'explique par certains éléments culturels et historiques qui ont caractérisé son arrivée en Occident. En premier lieu, le VIH a fait son apparition chez les homosexuels masculins, un groupe qui se trouvait littéralement au centre d'une lutte pour la protection des libertés individuelles et pour sa propre reconnaissance. La crainte de voir utiliser de manière discriminatoire les informations permettant une veille épidémiologique était certainement fondée. La discrimination à l'encontre des homosexuels masculins (ceux qui revendiquent le rôle social de l'identité homosexuelle) est d'ailleurs un fait dans la plupart des régions du monde. Il convient néanmoins de se pencher sur d'autres facteurs qui n'ont pas tant à voir avec l'homosexualité en particulier qu'avec la sexualité en général. La liberté sexuelle et la satisfaction sexuelle de la fin du XXe siècle ont quelque chose de particulier qui les place en zone protégée. Il s'agit *de facto* de formes de bien, non pas en elles-mêmes mais en tant que composants de l'identité occidentale moderne du moi [2].

Avec l'évolution démographique du VIH en Amérique du Nord, certains observateurs ont remarqué un affaiblissement de la défense des libertés. La plupart des nouveaux cas d'infection par le VIH apparaissent au sein de populations démunies et souvent marginalisées, qui n'ont pas les moyens financiers, l'instruction et l'appui social nécessaires pour se protéger comme l'ont fait les homosexuels masculins.

La notion de dépistage obligatoire du VIH découle du débat sur la déclaration obligatoire. Un document du Programme mondial sur le sida de l'Organisation mondiale de la santé s'est penché sur une série de questions que soulève le dépistage du VIH. Il expose des arguments allant à l'encontre de l'idée d'un dépistage obligatoire, en partie parce que cela constituerait une brèche dans le respect de la confidentialité et de l'intimité, mais également parce que aucun traitement efficace ne pourrait être proposé. Il ne faut pas oublier qu'avant la mise au point d'une antibiothérapie, les restrictions imposées aux tuberculeux contagieux se justifiaient uniquement par la perception d'un risque pour la population saine. En termes de risque vis-à-vis de la population, le VIH qui ne peut être traité constitue, par rapport à une situation imaginaire où il pourrait l'être, un danger bien plus grand pour la santé publique. Les arguments de l'OMS sous-entendent donc que, si l'on était en mesure de traiter l'infection par le VIH, on pourrait justifier la mise en cause de l'intimité. Cette situation reflète, en fin de compte, un point d'équilibre entre des formes de bien antagonistes où, face aux risques pour la santé publique, les libertés individuelles des personnes vivant avec le VIH pèsent beaucoup plus que celles des personnes atteintes de tuberculose active. La défense des libertés des personnes séropositives est effectivement une forme de bien, mais elle ne prend tout son sens que si l'on part de l'hypothèse qu'elles prennent personnellement des précautions pour limiter la contagion.

Reste à observer si les nouveaux traitements du VIH modifieront l'approche actuelle qui privilégie la confidentialité. Un traitement destiné aux femmes enceintes séropositives permet d'ores et déjà de limiter les risques de transmission materno-fœtale. En l'occurrence, le débat porte peut-être essentiellement sur la question de savoir si le fœtus est ou non une personne à part entière.

Un autre aspect du débat sur la confidentialité du statut sérologique consiste à déterminer s'il convient d'informer ou non les partenaires ou conjoints des personnes séropositives. Le document du programme mondial de l'OMS mentionné plus haut met en évidence des arguments selon lesquels il serait préférable qu'il n'en soit pas ainsi. Ce raisonnement se justifie comme suit : le partenaire est peut-être déjà infecté et le partenaire infecté (rejeté) peut trouver un (des) nouveau(x) partenaire(s) et l(es)'infecter. Il n'est nulle part envisagé que le conjoint/partenaire (qui n'est peut-être pas infecté) puisse vouloir modifier son comportement pour éviter d'être infecté et de mourir éventuellement des suites du sida. Le document suggère, en réalité, que la préservation de la confidentialité et de l'intimité de l'individu séropositif, en tant que forme de bien, devrait primer sur une autre forme de bien, à savoir la prévention d'un homicide involontaire (ou d'un meurtre, selon l'état d'esprit dans lequel se trouve le séropositif). Une étude menée en Nouvelle-Angleterre a démontré que 40 % des séropositifs ne révélaient pas leur statut sérologique à leurs partenaires sexuels, ce qui constitue une proportion importante. Sur ce sujet, un auteur séropositif a estimé que mettre l'accent sur les droits de l'individu sans donner la même importance à la responsabilité de l'individu est une erreur et constitue l'une des causes directes de la propagation de la maladie. Les opinions sur le fait d'avertir ou non le partenaire sont partagées, comme en témoigne l'exemple des États-Unis, où la moitié environ des États fédéraux s'est dotée de lois imposant d'avertir le partenaire et l'autre moitié n'en a rien fait. Aurions-nous des scrupules à informer le partenaire d'une personne atteinte de tuberculose pulmonaire BK+ qu'elle court un risque ? Probablement pas. Le défi que les médecins se doivent de relever à titre personnel est de sensibiliser leurs patients séropositifs à la question et de les encourager à avertir leur(s) partenaire(s).

Les arguments jouant en faveur de la préservation des droits et de la confidentialité des séropositifs sont solides mais ils n'ont de sens, en définitive, que si, au-delà du bien que constitue le respect des droits individuels, on perçoit le bien que constituent l'attention et l'altruisme à l'égard de ses pairs. La vie nous oblige à reconnaître une multitude de formes de bien. Si l'on perd de vue les dernières formes de bien, les arguments favorables à la protection des premières s'en trouvent considérablement affaiblis. À mon sens, il n'est pas acceptable de prétendre à la neutralité morale sur ce terrain, et l'on peut être confronté à des situations délicates dans lesquelles un médecin serait contraint de ne pas respecter la confidentialité, par respect pour d'autres formes de bien.

Pour une vision pluraliste du bien

Notre perception de la tuberculose est fondée sur une conception biologique de cette maladie, qui a des racines tant culturelles qu'historiques. Dans notre propre passé culturel et même de nos jours, hors de la sous-culture biomédicale, la tuberculose est appréhendée de bien d'autres manières. Dans d'autres régions du monde, les perceptions de la tuberculose n'évoluent pas nécessairement de la même manière qu'elles l'ont fait en Occident. Même en Occident, le VIH est aujourd'hui encore associé pour la plupart des personnes, y compris celles qui connaissent relativement bien la biologie de la maladie, à de nombreux éléments non biologiques. Nombre d'Occidentaux assimilent la séropositivité à l'homosexualité et voient dans cette infection une punition pour mauvaise conduite sexuelle. Il n'est pas surprenant que d'autres cultures aient leurs propres idées sur le sida et le VIH. Si des maladies comme le sida et la tuberculose sont des métaphores, c'est parce que leur signification globale n'est pas explicite et peut ne pas être immédiatement accessible. Il est encore plus préoccupant de constater que les métaphores sont amorales : elles ne sont pas forcément justes.

Si l'on se penche sur les racines morales complexes de la démarche de MSF (et je ne peux remplir ici cette énorme tâche), on peut en identifier immédiatement certaines. Nous reconnaissons la valeur des droits et des exigences de leurs détenteurs ; nous reconnaissons également la justesse des idées utilitaristes de santé publique. Bien d'autres valeurs tout aussi importantes président à notre démarche : la charité en tant que forme de bien (dont seuls les révisionnistes historiques les plus fervents pourraient nier que ses racines sont ancrées dans la théologie chrétienne) et la notion de surérogation – le bien que l'on prodigue en dehors de toute obligation. Notre organisation même est plus qu'un simple regroupement de personnes ayant toutes leur propre idée du bien : son existence prouve que nous partageons les mêmes idées et cela est une forme de bien en soi. C'est ce type de bien que l'on expérimente quand on fait preuve de solidarité envers les personnes que l'on secourt. Autant d'exemples d'une forme de bien social irréductible : un terrain d'entente collectif qui est reconnu par le public [3].

L'examen, même peu approfondi, de nos politiques contemporaines de lutte contre la tuberculose montre que ces démarches, si elles sont généralement acceptées sans question, font appel à des formes de bien telles que la limitation du préjudice et les font primer sur la seule répartition équitable des droits. La différence d'approche à l'égard du VIH et de la tuberculose, que l'on ne peut réduire de manière satisfaisante à des différences strictement biologiques entre les deux infections, atteste du caractère dynamique de la place que nous accordons aux droits dans notre jugement moral. Le changement d'attitude à l'égard de la confidentialité entourant la séropositivité est, dans la mesure où notre comportement peut attester de quoi que ce soit, une preuve supplémentaire de ce que les droits ne priment pas automatiquement et, dans tous les cas, sur toutes les autres formes de bien.

L'utilité des outils opérationnels que sont les politiques de traitement telles que la politique de lutte contre la tuberculose de MSF ne doit pas éclipser leurs implications éthiques. Une réévaluation périodique est essentielle. Quelle peut être l'utilité d'une politique sanitaire qui n'est pas explicitement rattachée à une vision éthique de l'humanité ?

Je ne m'emploie *absolument pas* ici à apporter des arguments en faveur de la relativisation des droits de l'homme. Les droits sont des formes de bien qu'il convient de protéger, mais sans les isoler d'autres formes de bien. Je plaide pour une vision pluraliste du bien humain qu'à mon sens notre expérience gère plutôt bien : la manière dont nous traitons la tuberculose ou le VIH témoigne de la diversité des formes de bien universel que nous reconnaissons (droits individuels, confidentialité, risques minimaux pour le public, accès à l'information, autodétermination et accès aux soins, pour n'en citer que quelques-unes), sans être capables pour autant de tous les conjuguer en permanence. « Nous sommes, en principe, en mesure de comprendre et de reconnaître en tant que bien universel (y compris pour nous-mêmes) les formes de bien d'une autre société [ou d'un autre mode de vie]. Bien que tragique, le fait que nous ne puissions les associer à nos propres formes de bien universel ne diffère pas dans son principe des autres dilemmes auxquels nous sommes confrontés, y compris dans notre quotidien, lorsque nous rencontrons des formes de bien que nous ne parvenons pas à accorder. Il n'existe pas de garantie de la parfaite compatibilité, en toutes situations, de formes de bien universellement reconnues [4]. » D'autres sociétés adopteront des solutions aussi dynamiques et imparfaites que les nôtres.

Épidémies et réactions internationales

par Jean Rigal

Le mot épidémie vient du grec ancien *epidêmos*, « qui circule dans le pays ». Or chacun sait aujourd'hui que l'apparition d'un grand nombre de cas d'une maladie infectieuse transmissible, ce qui constitue une définition acceptable, est un phénomène qui se contient rarement à l'intérieur de frontières nationales. Il s'agit d'un événement dont on peut mesurer la durée et compter les victimes et qui bouleverse, dans la plupart des cas, les sociétés qu'il traverse, en en démontrant parfois la fragilité. On a souvent vu les épidémies suivre le sillage des guerres, exploser lors de déplacements massifs de populations, voire transformer un village, ou même toute une région du globe, en désert.

La grande question, aujourd'hui, est de savoir qui est effectivement chargé de la lutte contre ces fléaux, où sont les responsabilités et qui distribue les moyens de leur contrôle. On pourrait se satisfaire d'un traitement national de ces maladies par un État, une administration réactive et compétente. Mais il semble illusoire de croire que, de nos jours, avec la facilité des moyens de déplacement modernes, les frontières peuvent être imperméables aux virus et aux hommes qui les véhiculent, pas plus qu'il n'est raisonnable de vouloir gommer l'inégalité des pays dans leur capacité à répondre à de tels enjeux de santé publique.

Quelques repères historiques

1348	Arrivée de la peste noire en Europe
1530	Peste à Genève
1576	Peste en Italie et en France
1628, 1630	Peste à Lyon puis à Milan
1665	Peste à Londres
1720	Peste à Marseille
1817	Apparition supposée du choléra en Asie
1823	Apparition du choléra en Europe
1839	Peste à Constantinople
1844	Peste en Égypte et fin des grandes épidémies
1883	Découverte du vibrion cholérique
1894	Découverte de la bactérie responsable de la peste par Yersin
1952	Premier cas répertorié de sida aux États-Unis
1959	Premiers cas de sida en Europe
1976	Première épidémie de fièvre hémorragique identifiée due au virus Ebola au Soudan et au Zaïre
1977	Début de la pandémie de sida dans le monde
1995	Nouvelle épidémie d'Ebola au Zaïre

La recherche historique sur les épidémies recouvre un domaine très riche, étudié par de nombreux chercheurs. Le mot « peste » peut d'ailleurs couvrir plusieurs fléaux mortels, déterminants sur le plan démographique, probablement d'origine biologique différente. Les historiens décrivent de très nombreux épisodes où les morts se comptent par milliers, voire centaines de milliers, sur des temps très courts. La difficulté réside ici dans l'analyse d'une sémiologie plutôt littéraire que médicale concernant une pathologie aujourd'hui bien identifiée et dont on connaît l'origine bactériologique ou virale.

L'intérêt de ce retour dans le passé est d'y retrouver des comportements sociaux qui peuvent évoquer certaines analogies avec des phénomènes contemporains. Pour rester extrêmement schématique et sommaire, on pourrait affirmer que le monde a été ravagé par la peste au Moyen Âge, par la syphilis après la découverte de l'Amérique et par le choléra au XIXe siècle.

Il est difficile d'imaginer que les grandes épidémies contemporaines puissent provoquer autant de panique que les pestes du passé, car l'échelle n'est pas tout à fait la même : pour ne citer qu'un seul exemple, la peste de 1348 à Barcelone fait passer le nombre d'habitants de cette ville de 42 000 à 27 000 en quelques mois. Il n'y a plus beaucoup de faits contemporains comparables, quoique certains estiment que l'épidémie de grippe dite « espagnole » de 1918 a fait plus de morts que la Première Guerre mondiale. Ces peurs collectives entraînaient des réactions de fuite, ainsi que l'exclusion et même le martyre de certaines catégories de population. Il fallait interpréter la colère divine qui envoyait ces calamités aux hommes de mauvaise volonté, et si possible trouver des coupables. La peste de 1348 donna ainsi lieu à des massacres de lépreux, puis de juifs, accusés de sorcellerie, d'empoisonnement de puits. Les médecins furent également soupçonnés, puis les croque-morts, etc.

Aujourd'hui, qui sont les nouveaux boucs émissaires ? On songe d'emblée à la cristallisation sociale du mot sida autour de sa prétendue origine haïtienne ou de la responsabilité des homosexuels américains dans sa diffusion et de la débauche désignée de quelques groupes que la morale courante n'accepte pas. Faut-il aller plus loin et considérer que, en France, dans l'affaire du sang contaminé utilisé lors de transfusions pratiquées en 1986, le procès de trois anciens ministres par une cour de justice spéciale en 1999 relève de cette même logique de boucs émissaires ?

Il est difficile de répondre à de telles questions pour un contemporain travaillant dans le domaine de l'épidémie. Il est, de surcroît, probable que les épidémiologistes, dont le travail consiste essentiellement à dénombrer les malades et les morts, ignorent la partie irrationnelle de ces fléaux sociaux dans les communautés qu'ils traversent. La peur sévit sûrement en Amérique latine en 1991 lors de la réapparition massive du choléra dans cette région du monde (plus de 800 000 cas) et des comportements défiant la raison auraient pu y être décrits, tout comme lors de l'épidémie de méningite au Nigeria (plus de 100 000 cas) en 1995, mais ils demeurent mal connus.

De plus, les épidémies contemporaines, même si leurs ravages sont impressionnants, n'ont pas, répétons-le, les mêmes conséquences démographiques. Ni le choléra ni la méningite n'ont effacé la moitié de la population d'une ville comme la peste a pu le faire au Moyen Âge, bien qu'on puisse parfois faire la comparaison avec certaines régions d'Afrique où le sida a décimé, voire fait presque entièrement disparaître la population de certains villages, comme dans les districts de Rakaï et de Masaka en Ouganda.

De fait, l'amélioration des conditions de vie et la médecine moderne ont modifié le profil et l'impact des épidémies. La prise en charge d'un malade atteint de la peste, du choléra ou de la méningite est bien maîtrisée, les antibiotiques sont, dans la plupart des cas, efficaces sur ces pathologies que des vaccins peuvent d'ailleurs souvent prévenir, à l'exception notable mais provisoire du sida. Si la réponse est adaptée, on peut de nos jours limiter leur impact, même si certains indicateurs d'accès aux soins et l'émergence de nouveaux microbes prêtent au pessimisme. Dans la France du XVIIe siècle, un tiers des nouveau-nés ne passait pas l'année suivante, et la moitié mourait avant l'âge de vingt ans. Ces chiffres ressemblent à ceux des pays les plus pauvres de la planète aujourd'hui, où sévissent plus couramment les épidémies les plus graves.

Cette constatation nous conduit à réfléchir sur la notion d'inégalité des hommes face à la maladie. Jean-Paul Sartre a écrit : « La peste n'agit que comme une exagération des rapports de classe : elle frappe la misère, elle épargne les riches. » Même si cette assertion apparaît un peu lapidaire, elle n'en contient pas moins une grande part de vérité. Lors des pestes des XVe et XVIe siècles en Europe, les officiers, les notables, tous les cadres fortunés s'échappaient de leur ville et abandonnaient leur poste, s'isolant dans leurs campagnes et se protégeant de tout contact extérieur, car ils en avaient les moyens. Telle était la seule méthode : fuir et attendre l'inéluctable fin de la semeuse de mort. On connaît un des cas les plus célèbres : Montaigne, alors maire de Bordeaux, décide de ne pas rejoindre son poste lors de la peste de 1585 dans cette ville et de s'isoler dans sa tour, comme il l'écrit dans ses fameux *Essais*. Or le petit curé de paroisse qui doit donner l'extrême-onction, le croque-mort, le chiffonnier ne disposent pas de ce choix de la fuite et restent particulièrement exposés. L'analogie avec des situations contemporaines devient évidente : le choléra atteint rarement le touriste bien nourri, qui a en permanence accès à l'eau potable désinfectée et au savon et qui séjourne dans un hôtel aseptisé. En quinze ans de travail au milieu des épidémies de choléra dans le monde entier, MSF n'a signalé qu'un seul cas parmi ses volontaires expatriés, alors qu'elle en a traité des dizaines de milliers. Face à certains microbes, mieux vaut être riche, sain et bien nourri ! Cela est vrai sinon pour tous les germes responsables des épidémies, du moins pour celui du choléra. Le vibrion cholérique n'affecte pas de la même façon les bidonvilles de Lima et les quartiers résidentiels de la capitale du Pérou : on s'en doute, mais il ne semble pas déplacé de le répéter parfois.

Depuis quelques années s'est développée en Europe une spécialité médicale totalement discriminatoire, qui a remplacé la « médecine exotique » – laquelle subsiste encore sous la forme d'une société scientifique placée sous le patronage de l'Institut Pasteur, chapelle ô combien respectable et respectée des luttes contre les maladies transmissibles – et qui s'intitule « médecine des voyageurs ». Cette discipline consiste à protéger les riches expatriés que leurs obligations professionnelles contraignent à des contacts dangereux et infectants, c'est-à-dire à la fréquentation de l'environnement de peuples pauvres.

Dans la série des faits confirmant l'inégalité devant l'accès à la médecine, il est très facile de remarquer que seule la haute bourgeoisie d'affaires africaine a la possibilité de se traiter lorsqu'elle est atteinte de sida : au Malawi, l'AZT, parce qu'il est trop cher pour le budget du ministère de la Santé, est exclu des hôpitaux publics, alors que ce médicament pourrait limiter la transmission materno-fœtale dans un des pays du monde les plus atteints par l'épidémie. Mais à Blantyre, la capitale économique, une clinique privée propose la multithérapie, avec des antirétroviraux, à ceux qui disposent de plusieurs milliers de dollars pour se traiter. Le Malawi est un des dix pays les plus pauvres du monde.

Enfin, pour conclure sur les analogies possibles entre le passé et le présent face aux phénomènes épidémiques, on notera que, presque toujours, les épidémies creusent leur sillon à la suite des guerres. Trois mots sont récurrents dans l'histoire du

Moyen Âge : peste, famine et guerre. Aujourd'hui encore, une épidémie succède, en règle générale, à un important déplacement de population, conséquence d'un conflit politico-militaire.

Un cas d'école : le scandale épidémique au Nigeria

En décembre 1995, les premiers cas d'une des plus importantes épidémies de méningite du siècle surviennent dans les différents États du nord du Nigeria.

La méningite cérébro-spinale épidémique est provoquée par une bactérie, le méningocoque. Le germe se transmet par voie aérienne de personne à personne. La sécheresse de l'air favorise l'irritation des muqueuses du nez et permet à la bactérie d'atteindre le tissu nerveux : le malade subit alors des troubles de la conscience et des convulsions annonçant, en l'absence de traitement, le coma et la mort.

La région du nord du Nigeria, très peuplée, est située dans la zone définie en 1963 par un médecin militaire français, Lapeysonnie, comme la ceinture de la méningite cérébro-spinale. Il s'agit d'une bande géographique sahélienne s'étendant de l'Éthiopie à la Gambie. Les grandes épidémies y sévissent selon une périodicité de cinq à douze ans mais, chaque année, on note de petites flambées saisonnières liées au vent de l'harmattan, en novembre et décembre, jusqu'à la saison des pluies.

Il s'agit donc d'un phénomène épidémique connu, depuis longtemps observé, analysé, surveillé, pour lequel on peut penser qu'on a anticipé l'urgence et prévenu le désastre. Ce type de méningite à méningocoque se prévient par un vaccin à dose unique qui protège pendant une période de trois ans. Le traitement de la maladie s'effectue, selon les recommandations de l'OMS, avec un antibiotique en solution huileuse, le chloramphénicol. Traité à temps, le malade guérit après une seule injection de ce médicament.

Les éléments d'une bonne réponse sanitaire à une épidémie sont connus depuis longtemps : recueil précoce et diffusion des données sur l'état et la progression de l'épidémie (données épidémiologiques), mise à disposition du traitement et organisation, dès la phase initiale, d'une campagne de vaccination de masse. Rien de plus simple pour des acteurs de santé publique expérimentés.

À la suite de cette première alerte, certains États du nord du Nigeria entament une campagne de vaccination au début de 1996. C'est seulement en février que le ministère de la Santé du gouvernement fédéral décide de renforcer cette campagne et de réaliser un état des lieux sur l'importance de l'épidémie. Il faut savoir que, pour être vraiment efficace, une telle campagne doit s'enclencher avant la sixième semaine suivant la première alerte : l'impact sera d'autant diminué que la décision sera retardée. Mais l'épidémie n'est pas déclarée officiellement à l'OMS par le gouvernement fédéral et ne le sera que très tardivement. En effet, et surtout dans les États du Nord, on prépare le pèlerinage de La Mecque, que toute déclaration sur la méningite interdirait.

Les agences de presse internationales diffusent cependant l'information à la mi-février, ce qui provoque la mobilisation d'un nombre très réduit d'agences médicales internationales, qui proposent leur assistance au ministère de la Santé. À la fin du mois de mars, le bureau régional de l'OMS à Brazzaville, sous-estimant déjà très largement l'ampleur du désastre, fait état de 38 000 cas et de 5 400 décès, répartis dans dix pays de la région. Les journaux européens ne reprennent pratiquement aucune des dépêches d'agence, l'épidémie ne fait l'objet d'aucun reportage télévisé et elle explose dans un redoutable climat d'indifférence internationale et de censure d'État. En Europe, on se préoccupe davantage des treize cas recensés de maladie de Creutzfeld-Jakob, ou « maladie de la vache folle ». En Afrique, l'actualité reste focalisée sur le Zaïre et le Rwanda.

Dans la réalité, dix-sept États sont touchés sur les trente que compte le Nigeria, dont huit très sévèrement. Il faudrait vacciner un minimum de 15 millions de personnes en quelques semaines et distribuer des dizaines de milliers de flacons de chloramphénicol. Le Nigeria n'est pas prêt à relever ce défi : il ne dispose pas de tels stocks, les médicaments sont payants à l'hôpital pour les malades, même en cas d'épidémie. De plus, le protocole de traitement de l'OMS, simple, n'est pas connu dans les structures de santé, qui utilisent des traitements beaucoup plus lourds et plus chers.

Dans la seule ville de Kano (2 millions d'habitants), 120 malades arrivent chaque jour à l'hôpital dès la mi-février. L'un des médecins expatriés envoyés à cette époque pour une évaluation raconte à quel point cet hôpital lui semble devenu une véritable cour des miracles : « Le grand hôpital de 650 lits est dans un état désastreux : des patients atteints de méningite sont allongés à même le sol. Certains se tordent de douleur dans d'atroces convulsions. Le personnel est débordé. Les stocks de vaccins et de médicaments s'épuisent. »

Même si le système de santé du Nigeria est loin d'être le pire d'Afrique, il est facile de comprendre qu'il est dépassé par l'ampleur des événements. À Lagos, le bureau national de l'OMS tente timidement de réagir, mais il reste à l'évidence très surveillé quant aux informations qu'il peut diffuser. Il est même probable que, si l'épidémie a été rendue publique par les agences de presse, c'est à cause d'une maladresse d'un fonctionnaire de l'OMS qui a révélé des données épidémiologiques par courrier électronique. Il est également vraisemblable que le gouvernement utilisera cette indiscrétion de l'OMS comme moyen de pression ultérieur. Toujours est-il que le bureau national de l'OMS organise une série de réunions pendant les mois de mars, avril et mai, tout d'abord avec les agences d'aide et les donateurs, afin de dégager des fonds. La délégation des États-Unis annonce d'emblée qu'elle refusera toute aide financière tant que le gouvernement ne déclarera pas l'épidémie.

Il faut en effet se situer dans le contexte politique d'un des plus grands pays d'Afrique, le plus peuplé (environ 100 millions d'habitants) et possédant les plus grandes richesses pétrolières du continent. Depuis novembre 1995, à la suite de la pendaison de l'écrivain Ken Saro-Wiwa et de ses huit compagnons, la junte militaire nigériane, qui maintient sa chape de plomb totalitaire, est mise au ban des nations : exclusion du Commonwealth, rappels d'ambassadeurs, mission d'enquête réclamée par les Nations unies. Mais le gouvernement n'ignore pas que cette indignation internationale face aux violations des droits de l'homme et à l'extrême timidité du processus de démocratisation reste largement tempérée par les intérêts des grandes compagnies européennes et américaines avec, encore aujourd'hui, des projets d'investissements de plusieurs milliards de dollars. L'OMS réussit cependant à provoquer des rencontres entre le ministère de la Santé et les éventuels financeurs. Mais il s'agit d'un mouvement d'une lenteur désespérante par rapport à la progression inexorable de l'épidémie. Il aboutit cependant à des résultats concrets de la part d'ambassades moins dogmatiques. La Norvège, la Hollande et la France, entre autres, débloquent des fonds d'urgence ; l'ODA (Overseas Development Agency, agence de coopération du gouvernement anglais) accepte de financer l'OMS ; l'Unicef fournira un lot important de matériel de vaccination. L'épidémie devient progressivement plus ou moins officielle et elle est rapportée par quelques journaux locaux. Mais le gouvernement tente sans cesse de minimiser son importance, avec toujours pour objectif l'autorisation du pèlerinage pour La Mecque.

Au total, cette épidémie de méningite a touché environ 100 000 personnes et causé la mort de 10 000 malades dans le pays en quelques semaines. On estime par ailleurs que, parmi les malades ayant survécu, un tiers gardera des séquelles définitives de type neurologique : épilepsie, surdité, etc. Tous les ingrédients de l'échec ont été ici réunis : le désintérêt de la presse pour l'événement, un État plus préoccupé de problèmes de politique extérieure que de l'état sanitaire de la population dont il est responsable, conforté en cela par l'attitude de certains donateurs potentiels qui préfèrent le bras de fer avec cet État à l'intérêt des victimes, et la grande timidité de l'engagement de l'Organisation mondiale de la santé. On peut aussi remarquer qu'exceptée la fédération internationale de la Croix-Rouge et du Croissant-Rouge (qu'on ne peut d'ailleurs considérer comme une organisation non gouvernementale), une seule ONG à vocation médicale a réussi à obtenir l'autorisation de participer à la lutte contre cette épidémie. C'est dire le peu d'intérêt porté à ce désastre, si peu médiatisé comparativement à l'épisode humanitaire que certains appellent « le cirque de Goma » (Zaïre en 1994) où des centaines d'associations ou d'agences, dont une minorité était compétente et opérationnelle, ont planté leur drapeau. Une dernière remarque : en 1996, simultanément à la méningite, on estime à 80 000 cas l'épidémie de choléra qui, avec au moins 10 % de décès, voire 30 % dans certaines régions, touche 25 États. Cette épidémie ne fit l'objet d'aucune notification de la part de l'OMS.

Épidémie et démocratie

On peut sans doute observer différents degrés entre le totalitarisme militaire du Nigeria de l'époque et les démocraties naissantes ou confirmées du continent africain. La Mauritanie, qui expérimente des processus d'élections libres, refuse en 1996 non seulement de déclarer une grave épidémie de choléra, mais également de recevoir l'aide d'aucune organisation internationale. Il s'ensuit une gestion des cas et un contrôle de la transmission relativement catastrophiques, bien évidemment passés sous silence, malgré quelques protestations de partis d'opposition. À l'opposé, on peut citer l'épidémie de 1994 et 1995 au Cap-Vert, l'un des pays les plus pauvres du monde, de moins de 400 000 habitants, constitué d'un archipel d'une quinzaine d'îles, dont neuf habitées, au large des côtes du Sénégal. Son économie repose à 80 % sur l'aide internationale. Depuis son indépendance, en 1975, le gouvernement capverdien a considéré le statut sanitaire de sa population comme une priorité, ce qui fait de ce pays l'un des mieux lotis sur ce plan en Afrique de l'Ouest quant aux indicateurs classiques tels que l'espérance de vie ou la mortalité infantile. Le premier cas de choléra y est signalé en novembre 1994. L'épidémie saute d'île en île, d'abord dans l'archipel Sud puis, au mois d'août 1995, dans la zone Nord. Au vu des chiffres rapportés à cette époque, on peut considérer que l'épidémie reste bien contrôlée : en avril 1995, 1 348 cas et 53 décès sont déclarés. Mais l'épidémie augmente brutalement vers le mois d'août, avec plus de 8 000 cas. Le gouvernement décide alors de faire appel à l'aide internationale : OMS, experts épidémiologistes du CDC (le *Center for Disease Control*, centre américain de contrôle des maladies) et MSF. Le ministère de la Santé reconnaît l'épuisement de ses ressources : manque de personnel de santé pour la prise en charge des malades, rupture de stock imminente en liquide de perfusion, indispensable pour le traitement des cholériques.

On ne peut que louer la volonté de transparence des responsables politiques de ce pays : l'information est largement diffusée. Dès l'aéroport, les touristes, qui représentent pourtant une manne essentielle pour la population et dont on aurait pu craindre qu'ils ne soient effrayés par le fléau, sont avertis de la présence du vibrion cholérique dans les îles. Dans les hôtels, des pancartes avertissent les étrangers des précautions élémentaires à respecter pour éviter tout contact avec le microbe. Certes, ces voyageurs ne sont pas tout à fait logés à la même enseigne que le pêcheur autochtone moyen, surtout quand on sait que le problème principal de ces îles est le manque chronique d'eau potable (sécheresses répétitives, absence de rivière permanente). Toujours est-il que cette honnêteté a, semble-t-il, payé, puisque le flux de touristes n'a pas diminué sensiblement pendant l'épidémie.

Les mesures prises par le gouvernement en place ont cependant fait l'objet de quelques polémiques de la part de l'opposition, celle-ci protestant contre le manque de réactivité du pouvoir. Il est vrai que l'élection présidentielle et les élections municipales, prévues pour le début de l'année 1996, ouvraient déjà les hostilités sur tout sujet prêtant à discussion. En l'occurrence, devant la volonté évidente de transparence des responsables administratifs, la polémique, n'ayant pas pu s'alimenter, s'est vite essoufflée. Voici donc un cas exemplaire où le libre accès à l'information dans le cadre d'une épidémie – ô combien classique et banale – témoigne pour partie de l'état démocratique d'une nation.

Ruine des structures de santé et opportunisme des germes pathogènes

Il ne s'agit pas ici de faire l'apologie du régime policier de l'ex-empire soviétique en matière sanitaire, mais d'étudier l'exemple d'une maladie qui, après avoir pratiquement disparu d'Europe, se manifeste de nouveau depuis 1990 en Russie, en Ukraine et dans les pays limitrophes. La diphtérie est une infection bactérienne qui provoque une angine grave et, éventuellement, des complications cardiaques et neurologiques. Pour simplifier, on peut dire qu'en l'absence d'une thérapeutique de réanimation lourde, le malade meurt de suffocation et d'arrêt respiratoire ou d'arrêt cardiaque. Cette maladie se prévient par un vaccin administré, dans la plupart des pays, dès le plus jeune âge, avec une série de rappels jusqu'à l'âge adulte.

Responsable de ravages dans le passé, elle avait pratiquement disparu d'Europe grâce au renforcement des programmes de vaccination, au point que l'on avait pu croire à son éradication. Auparavant, dans les pays à climat tempéré, on considérait qu'une personne sur vingt risquait d'être atteinte, et 10 à 50 % des malades d'en mourir. On note de longues périodes épidémiques entrecoupées d'accalmies depuis le XVIe siècle jusqu'à la Seconde Guerre mondiale, où un million de cas ont été recensés avec 50 000 morts pour la seule Europe. L'épidémie récente a d'abord concerné la Russie et l'Ukraine avec, au début des années quatre-vingt, plus de 1 400 cas. À partir de 1990, une seconde vague épidémique, atteignant 40 000 cas, a touché la plupart des États de la Fédération. L'incidence de la maladie a d'abord concerné les enfants d'âge préscolaire pour s'étendre ensuite à toutes les tranches d'âge.

Il faut s'imaginer ce qu'était le système de santé publique à son époque glorieuse en URSS, système d'ailleurs largement exporté dans les pays de sa sphère d'influence, notamment Cuba. Chaque médecin généraliste, par exemple, était responsable de la santé d'un certain nombre de familles dont chaque individu était fiché, avec l'obligation de respecter un calendrier vaccinal très strict. Sans vaccination ou visites médicales systématiques, il était impossible de trouver un emploi. Sur ce fichage médical reposait le système de « police sanitaire » symbolique du totalitarisme social de cet empire. Si une épidémie normalement prévenue par la vaccination survenait dans une communauté, c'est le médecin chargé de sa couverture vaccinale qui en était tenu pour responsable. D'où, probablement, une certaine tendance à la falsification des statistiques sanitaires.

Quoi qu'il en soit, des enquêtes ont mis en évidence la faiblesse actuelle de la couverture vaccinale des enfants de certaines communautés urbaines de Moscou et Saint-Pétersbourg : de l'ordre de 20 à 60 %, alors qu'elle devrait être quasiment de 100 %. C'est dire à quel point le contrôle sanitaire s'est relâché. Le nombre élevé de contre-indications à la vaccination serait l'une des causes de ce phénomène ; il serait dû à la mauvaise réputation du vaccin, entretenue par certaines publications médicales qui ont ainsi contribué à détruire la confiance à la fois du public et des médecins. À cela se sont ajoutés des ruptures de stock répétées, de probables défauts de fabrication du vaccin et des ruptures de la chaîne du froid nécessaire à la bonne conservation du vaccin et à son efficacité. Toutes ces explications restent controversées avec, à l'appui, des études contradictoires dans leurs diagnostics. Il n'en demeure pas moins que l'épidémie est survenue et a été entretenue par la dégradation d'un système de santé autrefois cohérent bien que de type coercitif, dégradation contemporaine de migrations considérables et de l'appauvrissement certain de la population.

On est tenté de rapprocher le phénomène épidémique de la diphtérie de celui de l'explosion de maladies sexuellement transmissibles dans ces mêmes régions. On ne peut parler de même mode épidémique, mais un décor identique est planté, on assiste à une autodestruction semblable du système social : migrations, pauvreté grandissante, nouveaux comportements individuels, archaïsme et inefficacité du contrôle médical. En effet, aujourd'hui encore, dans ces régions, un malade victime de syphilis, l'une des maladies infectieuses les plus faciles à traiter, risque d'être enfermé dans un hôpital de type carcéral pendant plusieurs semaines pour y subir une série de quinze injections de pénicilline à effet retard, d'ailleurs très douloureuses. Le protocole actuel recommandé par l'OMS consiste en deux injections intramusculaires de cet antibiotique. Cette contradiction permanente entre les résidus de l'effondrement du système soviétique et la réalité coûte cher aux populations concernées : on a relevé depuis quelques années une diminution globale de l'espérance de vie dans ces pays.

Cette réapparition de la diphtérie a probablement beaucoup inquiété l'Europe occidentale. Quelques cas importés ont d'ailleurs été signalés dans les pays limitrophes de l'ex-URSS. Mais il y a encore plus à craindre de l'épidémie de tuberculose multirésistante. En effet, jusqu'à une époque récente, on pouvait considérer la tuberculose comme une maladie totalement curable, grâce à la mise au point d'antibiotiques spécifiques pour la lutte contre le bacille de Koch. C'était devenu une maladie rare dans les pays avancés. L'explosion du sida a modifié cette donnée, car l'infection par le virus de l'immunodéficience humaine expose très fréquemment à la tuberculose, d'ailleurs considérée comme une de ses maladies dites opportunistes.

Ce n'est cependant pas l'explication que l'on peut donner à l'épidémie dans les pays de l'ex-URSS. Il faut d'abord comprendre que, si le traitement d'une tuberculose classique paraît efficace et facile à mettre en œuvre, il suppose un certain nombre de conditions préalables. En effet, même si l'on est parvenu, ces dernières années, à réduire la durée du traitement, elle n'en reste pas moins d'environ six mois ; c'est l'inconvénient principal de cette thérapeutique. Plus un traitement est long, plus grand est le risque de non-observance. C'est dire que ce traitement ne peut réussir sans un certain nombre de mesures d'accompagnement. L'OMS les réunit dans le concept de « traitement directement observé » ce qui veut dire que, pendant des mois, un agent de santé fera prendre sous ses yeux les pilules au malade. Si cette technique n'est pas appliquée, le malade se décourage, abandonne dès qu'il se sent mieux, et la maladie récidive quelques mois plus tard. L'abandon du traitement provoque l'apparition de gènes résistants, et surtout la diffusion de ces résistances : non seulement le malade pose alors des problèmes parfois insolubles pour la détermination du nouveau traitement, mais il risque également de contaminer ses proches, qui risquent d'être eux-mêmes d'emblée résistants aux traitements de première ligne.

On assiste aujourd'hui à une épidémie extrêmement grave de tuberculose multirésistante en ex-URSS. Dans la prison de

Marinsk, en Sibérie, 30 % des tuberculeux sont multirésistants. De nombreuses enquêtes pratiquées dans d'autres pays (Géorgie, Ukraine, etc.) dénombrent de 10 à 20 % de malades multirésistants. Les traitements de deuxième ligne sont beaucoup plus chers et surtout beaucoup plus longs : de six mois, on passe à douze mois et plus, ce qui rend l'observance encore plus aléatoire. Comme indiqué précédemment, ce n'est pas l'épidémie de sida qui est la cause de cette catastrophe sanitaire, mais un cumul de lacunes des systèmes de santé de cette région : rupture de stock de médicaments spécifiques, entraînant des interruptions de traitement, vente sur le marché libre à des prix inaccessibles à la plupart des bourses, incompétence des médecins qui n'ont pu, dans leur grande majorité, bénéficier d'enseignement postuniversitaire, refus de leur part d'appliquer les recommandations de l'OMS, structures hospitalières de type sanatorium peu confortables, souvent sans chauffage et qui font naturellement fuir les malades, etc. : tout est en place pour que l'épidémie progresse et dépasse largement les frontières de l'ancien empire soviétique.

Le « grand machin » de la santé : l'OMS

Après avoir passé en revue quelques épidémies récentes et exposé les lacunes de leur dispositif de contrôle, il s'agit maintenant d'observer quelques intervenants internationaux. L'Organisation mondiale de la santé a fêté en 1998 son cinquantième anniversaire. Presque contemporaine de la création des Nations unies, elle a eu quelques ancêtres. La première notion d'organisation internationale est apparue dans le monde méditerranéen pour protéger les populations des grandes maladies épidémiques, peste et choléra en particulier. Les villes maritimes comme Venise tentèrent de se prémunir contre les fléaux venus d'Orient dès le XIVe siècle, avec la création de la quarantaine, imposée au personnel marin et aux voyageurs pour éviter le retour de la peste.

L'évolution des moyens de transport (bateaux à vapeur, ouverture du canal de Suez, etc.), à partir du XIXe siècle, a accéléré les déplacements d'individus et de marchandises. Avec eux, la rapidité de propagation et l'étendue géographique des maladies infectieuses ont augmenté, surtout en ce qui concerne le choléra. La première conférence sanitaire internationale fut à l'initiative de Louis-Napoléon Bonaparte en 1851. Sans apporter beaucoup de résultats concrets, elle suscita néanmoins une prise de conscience de la nécessité, sinon de règlements sanitaires internationaux, du moins de conventions entre États pour un commun intérêt de protection de leurs populations. Elle fut suivie d'autres conférences traitant d'éventuelles réglementations sanitaires pour lutter contre peste et choléra, épidémies dont la provenance désignée était, comme par hasard, les régions orientales. L'idée demeure la même : empêcher la circulation, voire la pénétration, du mal, en fermant l'accès de la zone à protéger aux étrangers, voyageurs ou marchandises. Le retrait sur soi, le protectionnisme sanitaire était, il est vrai, probablement la seule issue.

Une première tentative de structure internationale, regroupant cinquante-cinq États, vit le jour en 1907 sous le nom d'Office international d'hygiène publique. Elle préparait puis votait des conventions internationales entre pays signataires et produisait enquêtes et études. La Société des nations tenta de faire concurrence à cette organisation et créa son propre comité d'hygiène, mais celui-ci se mit peu à peu à coopérer avec l'office international. La Seconde Guerre mondiale sonna le glas de ces initiatives.

L'Organisation mondiale de la santé a repris à son compte les prérogatives de ses ancêtres, en élargissant leur champ d'action. Par nature, l'OMS ressemble aux autres organisations des Nations unies : c'est une assemblée composée de délégués représentant les États membres qui se réunit une fois par an pour élire son directeur général et voter les grandes orientations politiques et le budget. En réalité, son fonctionnement est plus complexe, en particulier en matière budgétaire comme en ce qui concerne les régulations internationales... Théoriquement, l'OMS aurait, par exemple, le pouvoir d'imposer à un pays membre un règlement sanitaire voté par l'assemblée. Il s'agirait d'une exception au principe de la souveraineté des États.

Cela n'est bien sûr qu'une fiction. Lorsque l'Éthiopie refuse de déclarer un seul cas de choléra en 1985, ou le Malawi la peste en 1994, il est impossible pour l'organisation d'en faire mention ou de proposer des mesures adaptées. On ne peut oublier que cette structure est représentative des États, de quelque nature qu'ils soient, et non des populations victimes d'épidémie. Le poids des États y est fondamental, dans la mesure où ils doivent contribuer au financement de l'organisation selon des quotas et leur capacité à les honorer. Le budget de l'OMS, c'est 2 milliards de dollars américains et 5 000 employés très bien rémunérés. Tous les États membres, c'est-à-dire presque tous les États du monde, ont le même poids lorsqu'il s'agit du vote (même s'il s'agit d'une petite île du Pacifique ou de l'Atlantique très peu peuplée) mais n'ont pas nécessairement la même puissance ou influence financière. Ainsi, les nouvelles Républiques ex-soviétiques tardent à verser leur quote-part et assistent chaque jour au déclin de leur influence, autrefois étendue.

Depuis sa création, en 1948, l'OMS ne s'est pas contentée d'édicter une réglementation internationale sur la protection des populations contre les dangers exposant leur santé. Elle a aussi amorcé une évolution idéologique, mise en exergue dans les années soixante-dix : c'est l'époque des soins de santé primaires, et de la « Santé pour tous en l'an 2000 ». Il ne s'agit plus seulement de négocier avec les États pour lutter contre les fléaux épidémiologiques et autres, mais d'arriver à quelque chose comme un monde meilleur, une recherche autour de la définition de « l'état de bonne santé » qui ressemble un peu à celle du bonheur. Cette idéologie est révélatrice de l'optimisme de cette époque, avec la mise à disposition d'antibiotiques efficaces et largement distribués qui permettent de traiter les bactéries les plus courantes, responsables, par exemple, des infections respiratoires graves de l'enfant. C'est aussi l'époque triomphale de la victoire contre la variole. La campagne d'éradication, lancée en 1967, aboutit en 1974 au dernier cas notifié en Somalie. L'organisation se glorifie souvent de cet exemple unique.

Vient ensuite, dans les années quatre-vingt, la grande époque des programmes élargis de vaccination qui sont d'incontestables réussites, en particulier dans les pays en développement. On peut lire, dans une publication de l'organisation à l'occasion d'une « Journée mondiale de la santé », en avril 1997 : « Les activités de vaccination systématique de l'OMS permettent de prévenir chaque année un nombre de décès estimé à trois millions [...]. En 1995, près de 80 % des enfants dans le monde ont été vaccinés contre six maladies évitables par la vaccination, à savoir la diphtérie, le tétanos, la coqueluche, la poliomyélite, la rougeole et la tuberculose », toutes maladies infectieuses et épidémiques. Le triomphalisme subsiste donc, ce qui laisse à penser que l'organisation éprouve le besoin de se justifier par des résultats auxquels elle a certes contribué, mais dont elle n'est pas l'unique responsable. Ces projets à l'expression assez simplifiée, parfois même résumée sous forme de slogans, lui permettent d'ailleurs de trouver des financements complémentaires auprès de bailleurs de fonds privés ou publics nationaux.

L'émergence de nouvelles maladies est-elle un mythe ?

Même si l'OMS a tenté d'élargir son champ « idéologique » durant certaines périodes, beaucoup restent convaincus de son rôle essentiel et prioritaire dans la lutte contre les épidémies, vocation ancrée dans sa tradition et soutenue par beaucoup d'États membres dans ce mandat. Deux événements ont probablement suscité une réforme de structure dans ce sens. On se souvient de l'afflux des 800 000 réfugiés rwandais en quelques jours autour de la ville de Goma au Zaïre, consécutif au génocide des Tutsis du Rwanda. Dès le premier mois, avant que la réponse des secours internationaux ne se mette en place, environ 50 000 personnes sont décédées dans les camps, principalement à la suite d'une épidémie explosive de diarrhée infectieuse. Choléra et dysenterie à shigellose ont été identifiés comme responsables de ces diarrhées. Presque toutes les agences d'aide, gouvernementales ou non, institutions de secours des Nations unies, logistiques militaires se sont précipitées sur ce désastre sanitaire. Il s'en est suivi quelques polémiques sur la pertinence et la compétence de cette aide massive, qui a malgré tout contribué à diminuer rapidement la mortalité.

On a pu cependant regretter qu'une telle manifestation de

solidarité ne se soit pas déployée plus tôt, pour prévenir le génocide. Peut-être est-ce pour faire oublier ce retard au déclenchement de l'aide que certains sont allés jusqu'à parler, à Goma, de « choléra génocidaire » à propos de ces 50 000 « premiers morts ». De plus, ce choléra a été l'objet de polémiques scientifiques à propos de la vaccination : pourquoi les agences médicales n'avaient-elles pas vacciné ces réfugiés avant le désastre ? L'OMS et les acteurs de santé publique ont été mis en cause car il existe un nouveau vaccin oral qui protège environ 80 % de la population pour une durée de trois ans lorsqu'il est distribué correctement. Il a fallu l'expertise d'un groupe d'épidémiologistes de réputation internationale pour conclure que ce vaccin n'aurait eu aucun impact en urgence, sans même parler des difficultés logistiques inhérentes à la distribution d'un vaccin oral à 800 000 individus en quelques jours. Cependant, mise en cause dans des publications scientifiques, l'OMS a décidé de s'intéresser de plus près à ce vaccin.

L'autre événement, c'est l'épidémie de fièvre hémorragique due au virus Ebola à Kikwit, au Zaïre, en avril 1995. Ce virus à transmission mystérieuse, issu des profondeurs de la forêt équatoriale africaine, a fait sa première apparition en 1976, tuant brutalement presque toutes les personnes à son contact, puis disparaissant aussi subitement, peut-être de lui-même, peut-être grâce aux mesures sanitaires mises en place par les investigateurs. À Kikwit, l'épidémie, qui attire une nouvelle fois les plus grands spécialistes, l'OMS, le CDC et surtout les journalistes, dure quarante-deux jours : 315 cas recensés, 245 morts.

Ce n'est donc pas par hasard si deux réunions spéciales sont organisées à Genève par l'OMS, en avril 1994 et janvier 1995, avec pour objectif de réorienter l'action mondiale contre les maladies transmissibles. Ces réunions aboutissent à la création, en octobre 1995, de la Division des maladies émergentes et autres maladies transmissibles. Il s'agit, en réalité, d'une restructuration de plusieurs services regroupés dans cette entité : anciennes Divisions des maladies transmissibles, de la surveillance épidémiologique, de la lutte contre les maladies diarrhéiques et les infections respiratoires, de la surveillance du sida, etc.

Tout se passe comme si l'organisation reconnaissait son absence de réactivité face à l'urgence épidémique et prenait des mesures d'assainissement contre sa propre bureaucratie. Cette réorganisation est-elle opportune ou opportuniste ? S'agit-il d'une véritable focalisation de l'énergie sur la lutte contre les épidémies ou plutôt d'un désir compréhensible de communication avec la presse, les bailleurs de fonds et l'opinion publique ? Y a-t-il un rapport entre les événements précédemment cités, Goma et Ebola, ou le hasard rend-il l'anticipation pertinente ?

Le discours justifiant ce mouvement repose sur le fait que, depuis une vingtaine d'années, de nouveaux phénomènes sont apparus. Après la période glorieuse de l'après-guerre et les nouveaux antibiotiques et vaccins, on aurait identifié « au moins vingt-neuf nouveaux micro-organismes à l'origine de maladies transmissibles émergentes, qu'il s'agisse du virus Ebola, extrêmement virulent, du virus VIH, ou du virus de l'hépatite C et des rotavirus, qui sont les premières causes de diarrhée infantile dans le monde » (communiqué de presse de l'OMS).

On comprend donc qu'il s'agit moins d'épidémie que de « maladie émergente ». La manœuvre sémantique n'est sûrement pas anodine et, parmi les microbes incriminés, tous n'ont pas le même pouvoir de nuisance en matière de santé publique puisqu'on voit une véritable épidémie comme l'hépatite aux côtés d'un simple risque épidémique comme celui de la « maladie de la vache folle ». Par ailleurs, on peut s'interroger sur la réalité globale de cette soudaine arrivée d'un cortège menaçant de nouveaux organismes pathogènes. Peut-être, plus simplement, les performances des outils de détection biologique et épidémiologique se sont-elles considérablement améliorées, de même que la circulation de l'information. On peut sans risque affirmer que c'est le cas pour ce qui concerne l'hépatite C et les rotavirus. L'OMS ajoute à ce tableau de chasse les maladies « réémergentes » : les classiques peste, diphtérie, méningite à méningocoque, la fièvre jaune et le choléra. Avaient-elles soudainement disparu ? Est-il sain de susciter une nouvelle panique internationale au lieu d'essayer de rationaliser et de hiérarchiser les véritables enjeux prioritaires ?

Le phénomène épidémique, en traversant nos différentes sociétés, révèle pour partie leur situation. Un État totalitaire masque l'information, la travestit pour garantir la pérennité de son pouvoir oppresseur. Il ne faut pas négliger la capacité de nuisance de ces pouvoirs antidémocratiques, comme le font les organisations des Nations unies, particulièrement l'Organisation mondiale de la santé soit par naïveté, comme en témoignent les déclarations utopistes qu'elle a produites ces trente dernières années, soit par esprit bureaucratique, pour maintenir à tout prix l'existence de son système comme elle sait encore en faire la preuve. Le traitement des épidémies réclame une analyse sans concession de leurs origines et des moyens à mettre en œuvre pour les juguler.

Si les épidémies ne peuvent naturellement se contenir à l'intérieur de frontières nationales, l'information devrait diffuser aussi facilement que les microbes à travers elles. Nier leur présence, les maquiller ou les camoufler par divers processus de censure bureaucratique ou par la répression systématique des producteurs légitimes de l'information empêche toute action de contrôle adaptée contre ces semeuses de mort et de handicap. Le premier signe de l'accès d'un pays au devenir démocratique, c'est la libre circulation de l'information. En Europe, on sait que des manœuvres de rétention d'information peuvent être pratiquées pour protéger certaines personnalités du monde politique ou pour sauvegarder des intérêts commerciaux, en tentant de diminuer l'impact ou l'importance de certains phénomènes épidémiques contemporains. Néanmoins, l'équilibre des pouvoirs et des systèmes de régulation a permis de rétablir une certaine vérité et de reconstituer assez rapidement des moyens efficaces de protection des populations. En France, le scandale provoqué par l'emploi de sang contaminé par le VIH et non testé lors de procédures transfusionnelles n'aurait pu être dissimulé, et le problème est aujourd'hui réglé : le risque de transfusion contaminante est pratiquement nul en matière de VIH. De même, les quelques cas de « maladie de la vache folle » chez l'homme ont provoqué des mesures assez rapides d'embargo sur le pays d'origine ainsi que l'abattage systématique des troupeaux à risque, en dépit des conséquences importantes sur l'économie agricole de la Grande-Bretagne. On peut citer encore l'exemple récent des aliments pour animaux imprégnés de Dioxine, produit probablement cancérigène pour l'animal et l'homme, dont la découverte a provoqué la mise en place d'un embargo et la démission du gouvernement belge, tenu pour responsable, avant même qu'une épidémie quelconque ait pu être identifiée. Même s'ils ne sont pas parfaits, les systèmes de santé publique de la plupart des pays d'Europe occidentale et d'Amérique du Nord sont relativement transparents et permettent à l'événement épidémique d'être révélé sur la place publique : l'information sert justement d'instrument de lutte.

Au contraire, on sait que, lors de l'épidémie de choléra qu'ont subie les camps de populations déplacées en 1985 en Éthiopie, par exemple à Korem, le gouvernement du colonel Mengistu a tout fait pour nier les faits, de telle sorte que les malades, déjà malnutris dans leur grande majorité, ont été décimés dans une proportion inacceptable faute de secours adaptés : la mortalité chez les malades du camp de Korem a dépassé 20 %, alors que l'objectif, dans la mesure où l'on réussit à mettre en place un dispositif adapté de soins médicaux, est de réduire ce chiffre à 1 %. Cet État criminel s'est au contraire servi de l'allié épidémique, couplé à celui de la famine, pour réduire les populations supposées supporter la rébellion du nord du pays. Tout a été mis en place pour empêcher les acteurs de l'aide de réaliser un bon programme de contrôle de l'épidémie, afin de poursuivre le plan de déportation de ces populations vers le sud, ce qui eut pour effet de répandre le microbe vers d'autres régions. L'information épidémique a été totalement censurée et les organisations internationales présentes à l'époque se sont pour la plupart rendues complices de ces crimes par leur silence. Peur ou bureaucratie ?

Certains penseurs politiques sont convaincus que la démocratie est un luxe du monde occidental. Le cas de l'épidémie de choléra au Cap-Vert, déjà cité, vient contredire cette thèse : liberté d'expression, débats ouverts entre gouvernement et opposition, déclaration officielle de l'épidémie ont été de véritables instruments pour juguler le fléau. Lequel des deux pays, le Cap-Vert ou l'Éthiopie, peut être considéré comme le plus pauvre ?

Dans ce paysage, où se situe donc l'Organisation mondiale de la santé ? Il serait injuste d'ignorer l'importance de cette institution, car elle demeure un outil indispensable dans le domaine de la lutte contre les épidémies. Les compétences qu'elle réussit à capitaliser n'ont pas d'équivalent. Elle peut collecter et diffuser l'information, malgré les tentatives de rétention de la part de certains États, ce qui permet d'estimer les besoins à leur juste valeur, et d'adapter la réponse nationale ou internationale, de faire appel à des donateurs lorsque les volumes financiers nécessaires n'existent pas dans les régions affectées. Elle peut faire comprendre à un gouvernement qu'il n'est pas dans son intérêt de masquer ou de travestir la réalité épidémique et que, quoi qu'il en soit, l'information sera diffusée tôt ou tard à l'extérieur. On l'a vu lors de l'épidémie de méningite au Nigeria : même si le gouvernement a tenté de contenir l'événement au sein d'un petit cercle de responsables initiés, les fuites ont été nombreuses, qu'elles soient délibérées ou résultent de maladresses.

L'OMS peut former les équipes d'intervention et de surveillance, initier et stimuler les moyens de prévention dans les zones à grand risque épidémique, risques qui sont parfois ignorés ou sous-estimés. L'appel à la solidarité internationale ne peut se faire qu'à partir d'un véritable état des lieux, qui autorise l'anticipation et la mise en place d'un programme de lutte. L'OMS est en mesure de réaliser ce mandat si elle s'en donne le courage politique, sans autre considération que la santé des populations traversées par les épidémies. On peut espérer que la réforme qu'elle a entamée depuis quelques mois contre ses travers bureaucratiques et la corruption qui a affecté certains de ses services va porter ses fruits et que, plutôt que de définir un état de santé idéale ou l'utopie d'un monde meilleur grâce à la médecine, elle se consacre avant tout à la lutte contre les épidémies, qui est historiquement sa première responsabilité.

III
Santé, profits

Médicaments indigents

par Patrice Trouiller

Jusqu'à une époque relativement récente, l'histoire des médicaments apparaît comme une mosaïque de découvertes souvent conduites par le hasard, parfois par la sagacité d'esprits isolés, le plus souvent sous la pression du contexte culturel et religieux du moment. Du papyrus de Ebers (1550 av. J.-C.) au traité *De la thériaque* (1668), l'utilisation de substances pour guérir s'inscrit essentiellement dans un processus incantatoire, rituel et mystico-religieux où le médecin-prêtre-guérisseur tient le rôle central et où le remède sert d'accessoire. La prégnance sur l'exercice médical des pratiques irrationnelles a longtemps été une constante de l'aventure de la pharmacie.

Les savants-citoyens de l'ère révolutionnaire provoquent un premier bouleversement. Les avancées de la chimie, avec Lavoisier, et de la physiologie, avec Jussieu, constituent la base de la pharmacologie naissante. Les premiers alcaloïdes sont isolés, en particulier la quinine, l'atropine, la codéine et de nombreux autres produits. La démarche expérimentale d'un Claude Bernard, la détermination d'un Louis Pasteur et la remise en cause de tous les archaïsmes tournent définitivement le dos à l'école hippocratique.

Le deuxième bouleversement a pour toile de fond les deux grandes guerres de ce siècle. Celles-ci donnent une accélération considérable à la chimie et au développement industriel. La chimie pharmaceutique et la chimie de synthèse passent de la paillasse au stade industriel. Dès 1930, apparaissent les premiers médicaments antiparasitaires, dérivés arsenicaux pour le traitement de la maladie du sommeil et dérivés de la quinoléine pour celui du paludisme. La synthèse des sulfamides antibactériens, puis celle d'antibiotiques majeurs comme la streptomycine, la pénicilline et le chloramphénicol permettent, à partir des années quarante, une chute spectaculaire de la mortalité par maladies infectieuses. En Europe d'abord, puis aux États-Unis, des industries naissent de la modernisation d'officines ou de la diversification de l'industrie des colorants. Hoechst, Bayer et Rhône-Poulenc donnent l'exemple, suivis d'autres géants : Hoffmann-La Roche, Sandoz, Burroughs Wellcome ou Janssen. L'ère du médicament triomphant de la maladie peut commencer.

De nos jours, des milliers de molécules sont couramment admises à l'usage thérapeutique. Les nouveaux médicaments ne sont plus le simple fait du hasard mais découlent d'une démarche conceptuelle fondée sur la connaissance des mécanismes biochimiques des maladies, aidée par le génie génétique et assistée de l'informatique. Si certaines pathologies restent encore hermétiques aux avancées de la thérapeutique, comme certains cancers ou les maladies neurodégénératives, tous les espoirs semblent permis. En 1984, le sida est défini comme nouvelle entité pathologique. Malgré l'extrême pauvreté de la pharmacopée antivirale, quinze ans plus tard, la mise sur le marché de nouveaux antiviraux pourrait ouvrir la porte à un contrôle localisé de la pandémie. L'éradication de la variole, à la fin des années soixante-dix, puis celle, programmée, de la poliomyélite, nous confortent dans cette assurance.

Cependant, ce processus qui a permis des victoires répétées sur la maladie est entaché par le caractère éminemment sélectif et parcimonieux du service médical rendu. L'étude de la recherche et du développement pharmaceutiques dans les cinquante dernières années témoigne crûment que « il n'y a pas de malades, il n'y a que des maladies ». Aujourd'hui, les centaines de millions de personnes affectées par les grandes maladies transmissibles – paludisme, dysenteries, bilharziose, filariose, trachome et autres maladies du sommeil – et les quelque quatre millions d'enfants mourant chaque année d'infections respiratoires, infections dont se sont pourtant affranchis les pays industrialisés, toutes ces victimes restent à la marge des triomphes de la thérapeutique. Ces laissés-pour-compte du progrès médical ne font pas partie de la stratégie des grands groupes pharmaceutiques qui définissent leurs priorités en fonction du chiffre d'affaires des segments de marché, de l'indice *Dow Jones* et des dividendes attendus par les actionnaires.

Médecine « coloniale » contre maladies « tropicales »

Si, durant l'entre-deux-guerres, les bases de la pharmacopée de la lutte contre les maladies tropicales ont pu être établies, c'est que la politique de santé constituait un des éléments importants de la politique coloniale. Le souci de la santé des expatriés et, secondairement, celui des populations indigènes s'ancraient dans une politique de valorisation économique et une stratégie de domination. La reconnaissance du paludisme, de l'onchocercose (cécité des rivières), de la trypanosomiase (maladie du sommeil) ou de la lèpre s'est faite dans une optique d'accroissement des potentialités des colonies pourvoyeuses de matières premières. Dans la pathologie dite « coloniale », il n'existait pas de questions strictement médicales, elles étaient médico-économiques car tous ces fléaux endémo-épidémiques avaient un impact sur la démographie et l'économie. L'image exotique du sommeilleux des hypnoseries de Haute-Volta ou celle du lépreux mutilé étaient régulièrement évoquées comme un obstacle à l'expansion européenne. Le programme du ministre français des Colonies, Albert Sarraut, avait comme unique objectif de « faire fructifier et travailler le capital argent et humain » de Cotonou à Tamatave. Au début des années trente, le mot d'ordre était de « faire du Noir » pour éviter que les métropoles n'exercent leur souveraineté sur un « immense cimetière ». Les gouvernements de l'époque confièrent cette mission au service de Santé militaire des troupes de marine (devenues par la suite troupes coloniales), considérant le médecin comme le « nerf du succès ». Malgré la versatilité, les incohérences et les erreurs des politiques coloniales successives, ce fut l'amorce de la mise en place de structures curatives – comme l'Assistance médicale indigène (AMI) – et prophylactiques, embryons d'institutions toujours existantes dans le contrôle des grandes endémies (OCCGE, Office de coordination et de contrôle des grandes endémies, et OCEAC, Office de contrôle des endémies en Afrique centrale), grâce à l'opiniâtreté d'esprits clairvoyants comme celui du médecin-colonel Jamot et des autres pionniers de la médecine tropicale.

L'absence de médicaments efficaces a pu un temps constituer un obstacle à cette politique. Le « blindage magique » des tribus Mosé du Soudan sahélien ou l'huile de chaulmoogra n'assuraient guère de guérison de la lèpre, le tryparsamide, s'il venait à bout des trypanosomes, rendait aveugle, était toxique et cher, la quinine extractive était également coûteuse et son approvisionnement aléatoire. De la recherche biomédicale des années vingt et trente – qui virent la création des universités et des instituts de pathologie exotique – et de la Seconde Guerre mondiale, véritable dopant de l'industrie chimique, est sortie une abondance de composés de synthèse. Les laboratoires de recherche et les industriels de la pharmacie répondaient ainsi aux besoins formulés par les dirigeants politiques et les praticiens des structures sanitaires d'outre-mer. Bon nombre de laboratoires pharmaceutiques établirent leur notoriété sur cette origine de spécialiste des maladies tropicales, comme le laboratoire belge Meurice-UCB, le français Spécia, les britanniques ICI et Wellcome ou l'américain Winthrop. Le tiers des médicaments essentiels encore employés quotidiennement en médecine tropicale est issu de cette période faste : c'est le cas de la plupart des antipaludéens (chloroquine, amiodaquine, chlorproguanil) et de pratiquement tous les trypanocides utilisés dans la maladie du sommeil.

Le « recentrage » de la recherche pharmaceutique

L'avènement de l'ère politique ouverte par la Libération et ses promesses d'émancipation des colonies et protectorats constitua une nouvelle donne pour la médecine tropicale et les grands centres de recherche pharmaceutique. Les priorités étaient ailleurs et, comme le notait ironiquement Maurice Schumann en 1960, « il est temps de consacrer au Lot-et-Garonne les dizaines de milliards que nous gaspillons au Sénégal et à Madagascar ». Plus rien ne sera comme avant, les industriels prenant conscience que leur avenir se situe dorénavant dans une optique européenne, voire mondiale.

Le déclin du fait colonial et l'accroissement du commerce international sonnent alors le glas de la recherche pharmaceutique tropicale. Entre 1955 et 1990, sur les 21 nouveaux médicaments antiparasitaires commercialisés, 8 sont des dérivés de la pharmacie vétérinaire. L'importance et les enjeux économiques du marché vétérinaire compensent et masquent un temps la faiblesse des résultats de la médecine humaine. C'est le cas pour le traitement des helminthiases et autres verminoses intestinales, presque tous les produits dérivant d'une structure chimique commune. La recherche vétérinaire permet également le contrôle de l'onchocercose et de la bilharziose avec la mise à la disposition des médecins de l'ivermectine et du praziquantel, deux médicaments qui font partie des innovations majeures de la pharmacopée tropicale. Le paludisme bénéficie des retombées technologiques de la guerre du Viêt-nam, avec la méfloquine et l'halofantrine, leur développement par l'institut militaire Walter Reed venant en réponse à la nécessité de combattre l'inefficacité croissante de l'association chloroquine-proguanil utilisée par les Marines américains dans le Sud-Est asiatique. Paradoxalement, les seules véritables innovations visant intentionnellement la clinique humaine sont des produits provenant de la médecine chinoise. Plusieurs médicaments, les dérivés de l'artémisinine, extraits des feuilles de l'armoise vulgaire *Artemisia annua* ou *Qinghaosu*, laissent entrevoir aujourd'hui un nouvel espoir dans le traitement de l'accès de paludisme, en alternative à la quinine, isolée il y a 170 ans par les pharmaciens Caventou et Pelletier.

À l'évidence, pour les industriels de la pharmacie responsables de la presque totalité de la recherche-développement, les priorités sont ailleurs et ont des motivations fort éloignées de la santé publique. Sur les 1 233 médicaments innovants commercialisés entre 1975 et 1997, seuls 11 produits visaient une maladie tropicale. Ces piètres résultats s'expliquent par des considérations économiques et commerciales devenues essentielles depuis une trentaine d'années. La recherche-développement pharmaceutique est un processus long (huit à douze ans pour mettre au point un nouveau médicament), souvent aléatoire (au stade du développement, près de neuf produits sur dix sont abandonnés avant terme car inacceptables selon les standards d'enregistrement) et onéreux (environ 160 millions de dollars par médicament commercialisé). Si, actuellement, plus de 15 % du chiffre d'affaires industriel dans ce domaine va à la recherche-développement, plaçant la pharmacie au sommet du hit-parade, cela implique d'aller chercher des capitaux à la Bourse. Entre 1930 et 1960, la plupart des grands laboratoires déterminaient leur stratégie sur la base des besoins de santé – ceux de la métropole, ceux des colonies et des anciennes possessions –, leurs dirigeants étaient des médecins ou des pharmaciens. Dorénavant, c'est le financier – lié à un conseil d'administration, soumis à des actionnaires ou des fonds de pension – qui fixe les orientations de la recherche-développement. En 1987, lorsque les laboratoires Wellcome commercialisèrent le premier et seul antirétroviral ayant une activité dans le traitement du sida, le cours des actions Wellcome fit un bond. En 1993, quand les laboratoires Merrell-Dow décidèrent d'abandonner la production et la commercialisation de l'eflornithine – unique médicament de deuxième intention de la trypanosomiase humaine –, aucune fluctuation des cours ne fut observée. On a vu la même absence de réaction quand Hoffmann–La Roche a décidé de réduire de façon drastique ses investissements dans la recherche d'un vaccin contre le paludisme.

Les besoins des pays de la zone intertropicale sont dérisoires face aux marchés présents et potentiels des pays industrialisés. 80 % des médicaments produits dans le monde (soit 227 milliards de dollars en 1995) sont consommés par 25 % de la population mondiale, celle qui vit en Amérique du Nord, en Europe et au Japon. Les vingt multinationales de la pharmacie, constituées en un véritable « G7 pharmaceutique », choisissent d'investir dans le cardio-vasculaire, les maladies neuro-dégénératives, la gastro-entérologie ou la cancérologie plutôt que dans la parasitologie, pour de simples et légitimes motifs de recherche de profits. Au Nord, le malade-consommateur est solvable, directement ou grâce à l'État providence, et sa dépense annuelle en médicaments est supérieure à 2 000 francs par individu. Les marchés sont sûrs, encadrés et en croissance annuelle constante. Au Sud, le malade-consommateur a une dépense annuelle de moins de 100 francs, voire inférieure à 20 francs dans les pays les moins avancés, et c'est lui, la plupart du temps, qui paie directement ses médicaments en l'absence de système de couverture sociale maladie ; de plus, les marchés apparaissent comme peu fiables et la contrefaçon y est endémique et incontrôlable. Il n'y a donc aucune raison objective qui pousserait les multinationales pharmaceutiques à prendre le risque d'investir dans des segments de marché où le potentiel de retour sur investissement demeure aléatoire.

Un constat désespérant...

Abruptement décrites, ces réalités pourraient laisser entendre que les perspectives sont dramatiquement verrouillées si les politiques pharmaceutiques conduites par certains États ou organisations internationales n'essayaient pas d'injecter un minimum de préoccupations de santé publique dans ce débat. Ainsi, au début des années quatre-vingt, a été développée, sous l'égide de l'Organisation mondiale de la santé, la politique du « médicament essentiel », malgré une farouche opposition des industriels du médicament. Même si, vingt ans après sa mise en œuvre, l'OMS elle-même estime qu'entre un et deux milliards de personnes vivant dans les pays en développement n'ont toujours pas un accès régulier aux médicaments essentiels, cette politique a permis de faire de réels progrès dans l'accessibilité (notamment avec la diminution des coûts par l'usage des médicaments génériques) et la rationalisation des prescriptions et des approvisionnements tant en quantité qu'en qualité. Des progrès considérables restent encore à faire pour l'accessibilité aux nouveaux médicaments, dont l'exemple extrême mais révélateur est le traitement du sida. En 1985, lorsque l'épidémie est reconnue, il n'existe aucun traitement en dehors de celui des maladies opportunistes survenant au cours de la maladie dont l'évolution est, de toute façon, fatale. Entre-temps, l'épidémie s'est étendue pour devenir une pandémie. Aujourd'hui, on dispose de nouveaux médicaments qui, associés aux mesures de prévention, permettent de contrôler la maladie. Dans les pays industrialisés, les malades peuvent, grâce aux assurances sociales, acquérir ces traitements coûteux qui, pour le moment, doivent être reconduits à vie. Dans les pays en développement, où vivent pourtant 90 % des malades, l'accès à ces thérapeutiques relève du mirage.

Ce constat est doublement désespérant. La recherche-développement pharmaceutique démontre ainsi qu'à partir de presque rien, les efforts de recherche et les moyens technologiques actuels permettent, en quelques années, de maîtriser une maladie émergente mais que les pressions du contexte socio-économique rendent ces moyens inaccessibles aux 90 % de malades nécessiteux. Cette réalité risque de perdurer longtemps, d'autant que la mise en place de la nouvelle organisation du commerce international accentuera cette barrière technologique entre le Nord et le Sud. En effet, l'Organisation mondiale du commerce (OMC), qui fait suite aux accords du GATT, fait de la santé un bien économique comme un autre et refuse d'envisager l'hypothèse d'une exception sanitaire.

Une lueur d'espoir pour l'avenir ?

Si la constance des efforts est primordiale pour préserver et mieux utiliser l'existant (avec l'usage rationnel des médicaments essentiels), un minimum de recherche-développement est cependant nécessaire. Ce minimum est indispensable au renouvellement d'une pharmacopée vieillissante et indigente, constituée de médicaments souvent toxiques ou mal tolérés (maladie du sommeil), de produits rendus moins actifs du fait de la résistance des germes (infections respiratoires aiguës, paludisme, shigelloses) et de molécules inadaptées aux conditions d'utilisation (tuberculose, maladies diarrhéiques, vaccination). Si une volonté institutionnelle semble exister, par exemple au sein de l'OMS avec le programme TDR (*Special*

Program for Research and Training in tropical Diseases), les résultats ne sont pas à la hauteur des besoins, la méthode et les moyens étant notoirement insuffisants et déployés essentiellement contre le paludisme (49 % du budget de TDR).

Paradoxalement, une initiative américaine laisse entrevoir quelque espoir. En 1983, une loi – l'*Orphan Drug Act* – déterminait un cadre réglementaire, financier et commercial, pour inciter les industriels de la pharmacie à faire de la recherche-développement dans le domaine des maladies rares, maladies qui ne touchent qu'un très faible pourcentage de la population, pour 80 % d'entre elles d'origine génétique. En raison du petit nombre de malades (de quelques dizaines à quelques milliers dans le monde) atteints de chacune de ces maladies, ce secteur n'avait jamais suscité l'intérêt des industriels, pour d'évidents motifs d'absence de rentabilité. Contre toute attente, ce texte a permis, entre 1984 et 1997, la commercialisation de 152 nouveaux médicaments et a fait depuis des émules, puisque le Japon et, aujourd'hui, l'Europe suivent l'exemple. Même si la base de ces textes – limités aux seules maladies rares des pays riches – repose plus sur des considérations industrielles et commerciales que sur des impératifs de santé publique, c'est un premier pas. Cette porte entrouverte marque un changement par rapport aux approches strictement macro-économiques qui, pour maximiser l'impact et minimiser les coûts, méconnaissent la demande des populations.

Mondialisation et médicaments

par Pierre Chirac, Jérôme Dumoulin, Miloud Kaddar

C'est dans un pays en développement, le Maroc, qu'a été signé, le 15 avril 1994, l'accord final du GATT instituant l'Organisation mondiale du commerce (OMC). Les « accords de Marrakech », signés à l'issue des longues et difficiles négociations du cycle de l'Uruguay, conduisent tous les pays de la planète à suivre une même règle du jeu, un seul modèle de développement, celui d'une économie de libre-échange que les pays industrialisés, au premier rang desquels les États-Unis, ont réussi à imposer à l'ensemble des nations.

Les accords de Marrakech accentuent l'ouverture de tous les pays du monde aux investissements et au commerce. Ils donnent de nouveaux droits et un plus grand pouvoir aux investisseurs et aux firmes multinationales et ils réduisent, en contrepoint, les droits et le pouvoir des États. C'est une victoire des théoriciens du libéralisme selon lesquels, au regard de la théorie des avantages comparatifs, chaque pays gagnerait à l'ouverture la plus grande possible. C'est surtout la victoire des pays industrialisés et de leurs firmes multinationales qui sont, en pratique, les seules à même d'exploiter au maximum ces « avantages ».

Les accords de l'OMC représentent un point de non-retour dans le processus dit de « mondialisation ». Ils concernent, en effet, l'essentiel des pays de la planète et une grande partie des secteurs de l'économie. Certes, la Chine n'est pas encore membre de l'OMC, mais elle y aspire, d'une part parce qu'il y a un risque à rester seul en dehors du jeu et d'autre part parce qu'elle espère que l'ouverture de certaines frontières lui sera favorable. La plupart des pays du monde ont déjà ratifié les accords de l'OMC ou sont en passe de le faire.

Les accords de l'OMC rassemblent une série d'ententes spécifiques qui touchent de très nombreux domaines, bien au-delà du seul commerce. Pour ce qui concerne l'industrie pharmaceutique des pays en développement, deux séries de dispositions s'avèrent particulièrement importantes : celles qui contraignent au démantèlement des mesures protectionnistes et celles qui généralisent la reconnaissance des brevets à tous les domaines industriels.

Ces deux dispositions répondent à la volonté des États occidentaux et de leurs industriels de supprimer les barrières qui freinent le commerce international et de renforcer la propriété industrielle. Les pays industrialisés espèrent ainsi s'ouvrir de nouveaux débouchés dans les secteurs où ils sont déjà en position dominante, comme celui des médicaments ou des biotechnologies par exemple. Les pays en développement, pour leur part, escomptent une plus grande ouverture des marchés des pays occidentaux, qui limitent aujourd'hui leurs importations, notamment dans les domaines agricole et textile.

L'avenir dira si les espoirs des uns et des autres sont fondés. Ce qui est clair dès aujourd'hui, c'est que les droits de douane désormais autorisés sur les produits industriels sont nettement plus faibles que ceux laissés en place dans l'agriculture par les grands pays agricoles occidentaux. Autrement dit, les pays occidentaux vont renforcer leur position dans leurs domaines d'excellence, tout en continuant de protéger les secteurs où ils sont en position de faiblesse [1].

Il est également évident que l'ouverture des marchés nationaux aux importations bénéficiera dans des proportions variables aux différents pays (développés ou non) et aux différentes fractions de leur population. Le rapport 1997 du Programme des Nations unies pour le développement (PNUD) rappelle en effet que « cette mondialisation progresse à grands pas, mais elle profite pour une large part aux pays les plus dynamiques et les plus puissants du Nord et du Sud. Le Rapport mondial sur le développement humain de 1992 estimait les pertes subies par les pays en développement, du fait de leur marginalisation dans les échanges internationaux et sur les marchés du travail et des capitaux, à 500 milliards de dollars par an, soit dix fois le volume de l'aide étrangère reçue par ces pays. Ceux qui prétendent que les pays les plus pauvres bénéficieront immanquablement des retombées de la mondialisation semblent ainsi faire preuve d'une certaine imagination [2] ».

En réalité, l'ouverture des marchés pharmaceutiques des pays en développement aux industriels occidentaux n'aura pas de contrepartie réelle. Ces pays sont d'ores et déjà exposés à perdre une partie de leur poids face aux industriels de la pharmacie, ce qui fait craindre, notamment, une augmentation du prix de médicaments déjà peu accessibles au plus grand nombre.

Un marché pharmaceutique en construction

Le marché pharmaceutique mondial est aujourd'hui divisé en trois secteurs : celui des médicaments hors prescription (qui ne sera pas traité ici), celui des médicaments protégés par des brevets vendus sur prescription et celui des médicaments génériques vendus sur prescription. Le marché le plus important, en termes économiques, est celui des médicaments de prescription brevetés. Il est dominé par les grands groupes industriels occidentaux, qui sont à l'origine de l'essentiel des innovations thérapeutiques.

Au cours des dernières années, de nombreuses fusions ont eu lieu entre les grandes firmes pharmaceutiques. Cette stratégie répond à la nécessité d'une part de faire face aux coûts croissants de recherche-développement et d'autre part d'avoir la capacité de commercialiser les médicaments au niveau mondial. Ces fusions sont également à inscrire dans le cadre de la mondialisation de la thérapeutique (et de l'information), les professionnels de santé du monde entier soignant de plus en plus avec les mêmes médicaments. Au début de l'année 1998, les dix premiers groupes mondiaux comprenaient cinq américains, deux britanniques, deux suisses et un allemand, et de nouvelles fusions sont attendues. La concurrence sur le marché des médicaments de marque innovants, protégés par des brevets et par un nom de marque, s'exprime par des activités de promotion auprès des professionnels de la santé (visiteurs médicaux, publicité, etc.) qui représentent des budgets considérables, plus importants que les budgets de recherche.

Le deuxième secteur important de l'industrie pharmaceutique mondiale, en forte croissance aujourd'hui, est celui des producteurs de médicaments génériques. Les médicaments génériques sont des copies de médicaments princeps produites à l'issue de l'échéance du brevet de ces derniers (le nom de marque reste, pour sa part, protégé indéfiniment). Les médicaments génériques ont commencé à se développer dans les pays industrialisés à partir des années soixante-dix, au fur et à mesure que des médicaments à fort chiffre d'affaires tombaient dans le domaine public. Les producteurs de médicaments génériques se livrent à une concurrence par les prix. Dans des pays comme les États-Unis, où il existe de fortes incitations au remplacement des médicaments de marque par des génériques dès l'échéance des brevets (étant donné le prix élevé des médicaments sous brevet et les lois favorisant la concurrence), les génériques occupent aujourd'hui jusqu'à la moitié du marché pharmaceutique en volume.

La situation de l'industrie pharmaceutique dans les pays en développement a beaucoup évolué également. Au fil des années, de nombreux pays se sont constitué une industrie nationale, souvent initiée dans les années cinquante dans le cadre d'une politique industrielle de substitution aux importations. Cette création d'une industrie pharmaceutique nationale a poursuivi plusieurs objectifs : garantir une autonomie relative dans un domaine considéré comme stratégique ou, pour le moins, symbolique ; réduire les dépenses en devises en limitant les importations aux matières premières ; approvisionner le pays à des prix moins élevés, pour des raisons sociales et de santé publique. Il s'agissait essentiellement de produire des médicaments connus puisqu'on visait à remplacer les importations. Certains pays ont ouvert leurs portes aux multinationales (comme le Maroc et le Brésil) alors que d'autres ont préféré favoriser les entreprises à capitaux locaux (Inde, Égypte). Dans la plupart de ces pays (Égypte, Inde, Corée du Sud, etc.), les médicaments étaient exclus du champ d'application de la législation sur les brevets.

À première vue, il peut paraître aisé de produire des médicaments moins chers dans les pays en développement, en raison de coûts de production réduits, notamment de main-d'œuvre.

Mais ce n'est pas si simple dans des pays sans expérience industrielle, ne disposant ni de l'environnement ni du savoir-faire nécessaires. Par ailleurs, une telle production se révèle problématique aussi pour des pays dont le marché intérieur est limité (population peu nombreuse et/ou peu solvable) et qui ne peuvent donc bénéficier des économies d'échelle dont jouissent les grands pays et les firmes multinationales.

Aussi les pays en développement sont-ils souvent contraints de protéger leur industrie locale contre les importations, en particulier pour éviter les campagnes de *dumping* des laboratoires pharmaceutiques occidentaux, au moins dans un premier temps. Il s'agit de favoriser les producteurs locaux, quitte à augmenter relativement le prix à payer par le consommateur, mais avec la perspective de retombées positives en termes d'emploi, d'économie de devises et de développement de la compétitivité de l'industrie locale. Cette protection prend plusieurs formes : taxes à l'importation, attribution de bonus sur les prix ou plus grande facilité d'enregistrement pour les médicaments produits localement, interdiction d'importation, etc.

Certaines industries de pays en développement se sont révélées compétitives en matière de médicaments génériques, surtout lorsque les firmes multinationales ne voulaient pas investir ce marché – c'est le cas de l'Inde – et ne proposaient localement que des médicaments de marque, vendus beaucoup plus cher que leur prix de revient industriel.

Les trente dernières années ont vu l'émergence et le renforcement de la capacité de certains pays en développement à produire des médicaments de plus en plus sophistiqués, voire à conduire des recherches autonomes. La recherche consistait souvent à mettre au point un nouveau procédé de fabrication de médicaments encore sous brevet (ce qu'on appelle ingénierie inverse) pour bénéficier des innovations pharmaceutiques mondiales sans payer de redevances aux entreprises concernées. Les firmes multinationales ont accusé ces pays qui, de fait, ne reconnaissaient pas les brevets pharmaceutiques de favoriser le piratage et la contrefaçon.

Dans certains cas, des pays en développement ont réussi à mettre au point des procédés de fabrication plus performants (moins chers ou de meilleur rendement) que ceux des firmes multinationales. Ainsi, le laboratoire Bayer, détenteur du brevet du Praziquantel (un médicament antibilharzien), a été incapable de s'aligner sur le prix offert par le laboratoire coréen Shin Poong qui avait mis au point un procédé de fabrication moins coûteux. De telles expériences ont contribué à accélérer le retrait des grands groupes pharmaceutiques occidentaux de la recherche sur les maladies tropicales [3].

Une ouverture des frontières à sens unique

Lorsque les accords de l'OMC seront pleinement applicables – c'est-à-dire en 2006 pour les pays bénéficiant du délai maximal –, les pays en développement qui en sont membres ne pourront plus protéger leur industrie. En effet, toute discrimination est désormais proscrite entre producteurs locaux nationaux et producteurs locaux d'origine étrangère d'une part, entre producteurs locaux et importateurs d'autre part (des taxes réduites restent cependant possibles à l'importation).

Les firmes multinationales promettent que la nouvelle législation sur les brevets (volet des accords de l'OMC relatif à la propriété intellectuelle) et la libéralisation des mouvements de capitaux (volet relatif aux investissements) les conduiront à investir massivement dans les pays en développement. Mais il pourrait s'avérer préférable pour les firmes multinationales, dans de nombreux cas, d'exporter tout simplement depuis les pays industrialisés ou depuis un nombre limité de pays en développement. Dans le domaine des médicaments génériques, les industriels occidentaux pourraient éventuellement bénéficier, dans certains pays du Sud, de coûts de production plus faibles que dans leur pays d'origine. Mais cette production serait sans doute plus destinée à prendre une part du marché local des génériques qu'à alimenter le marché des pays industrialisés.

Dans le domaine des médicaments innovants, l'intérêt des industriels occidentaux à s'implanter dans les pays en développement ne va pas de soi car les coûts de production, en particulier de main-d'œuvre, sont le plus souvent secondaires dans la détermination par les industriels des prix de vente des médicaments de marque.

Les industriels occidentaux pourraient effectivement délocaliser une partie de leur production dans les pays en développement pour des médicaments qui ne sont pas, ou peu, utilisés dans les pays riches et qui le sont dans les pays du Sud. Mais, en dehors de médicaments destinés à des pathologies tropicales, il est malheureusement à craindre qu'il s'agisse souvent de médicaments considérés en Occident comme obsolètes.

Au total, il est probable que les industriels occidentaux vont s'implanter sur les marchés les plus porteurs des pays en développement. Certains pays du Sud, particulièrement ouverts aux firmes multinationales, pourraient bénéficier d'investissements significatifs. Mais il est également probable que, dans la plupart des autres pays, l'industrie pharmaceutique locale sera soumise à la pleine concurrence des firmes multinationales, sans effet positif sur le pays en termes de transfert de technologie, d'emploi ou de prix des médicaments. La conséquence prévisible de la suppression des mesures protectionnistes est, en effet, pour nombre de pays, de voir disparaître ou s'affaiblir leur industrie pharmaceutique nationale. C'est précisément ce qui s'est passé dans certains pays d'Amérique latine où les premières mesures de dérégulation remontent au début des années quatre-vingt-dix [4].

Les pays en développement vont donc s'ouvrir plus largement aux médicaments des pays occidentaux. La réciproque, cependant, n'aura pas lieu, car le marché pharmaceutique occidental restera fortement protégé pour des raisons de santé publique. Dans les pays industrialisés, un industriel doit déposer un important dossier pour obtenir des autorités sanitaires une autorisation de mise sur le marché de son médicament. Le coût d'enregistrement et d'élaboration de ces dossiers, la sophistication des contraintes techniques de qualité, tant au niveau de la recherche que de la production pharmaceutiques, excluent pratiquement toute possibilité pour les pays en développement d'accéder directement au marché des pays occidentaux. Dans ce domaine industriel comme dans d'autres, les normes de qualité de plus en plus strictes mises en place dans les pays les plus industrialisés contribuent à les protéger efficacement contre la concurrence. Jusqu'à maintenant, les exportations de médicaments des pays en développement vers les pays industrialisés sont très limitées et ne concernent que des matières premières.

Des brevets pharmaceutiques à double tranchant

Jusqu'à la signature des accords de l'OMC, l'organisation internationale des brevets reposait sur la convention de Paris (1883) et sur la convention de Stockholm (1967) qui a créé l'Organisation mondiale de la propriété intellectuelle (OMPI). Ces conventions n'obligeaient pas à rendre brevetables tous les domaines de la technologie, ni à donner aux brevets une durée minimale de protection. L'accord sur les aspects des droits de propriété intellectuelle touchant au commerce rend ces deux points obligatoires : les pays en développement qui veulent être membres de l'OMC sont obligés de mettre sur pied un système de brevets dans tous les secteurs industriels, pour les produits comme pour les procédés de fabrication, d'une durée minimale de vingt ans.

Dans le domaine pharmaceutique, il est couramment estimé que le temps moyen de commercialisation exclusive des médicaments innovants devrait être d'une dizaine d'années, compte tenu du temps de recherche. Tous les médicaments innovants vont donc pouvoir jouir d'une exclusivité mondiale de commercialisation pendant en moyenne plus de dix ans. Il s'agit là d'une revendication à laquelle les industriels des États-Unis étaient extrêmement attachés, s'estimant gravement lésés par les industriels du Sud, notamment en Amérique latine et en Inde.

Les brevets sont habituellement justifiés par le fait qu'ils incitent les firmes à innover. La période d'exclusivité de commercialisation garantie par le brevet permet aux industriels de rentabiliser leur investissement de recherche. Cette exclusivité crée une situation de monopole qui peut ouvrir la voie à des prix excessifs, par abus de position dominante.

Les pays développés ont souvent pris leur temps pour adopter une législation sur les brevets, certains d'entre eux attendant de combler leur retard industriel en permettant à leurs industriels de copier des innovations. En pratique, les pays industrialisés sont souvent passés par trois étapes, au fur et à mesure que leur industrie nationale se développait : absence de brevet, brevet sur les procédés, brevet sur les procédés et sur les produits. Et c'est précisément cette stratégie industrielle que les pays développés ont réussi à interdire aux pays en développement par les accords de l'OMC.

Certains pays en développement justifient le non-respect des brevets des industriels occidentaux de la pharmacie en faisant remarquer que, de toute façon, ces derniers ne consacrent pas de budget de recherche aux domaines qui intéressent les pays du Sud (comme les maladies dites tropicales ou les maladies infectieuses) en raison du faible potentiel économique de ces pays. Les industriels répondent qu'ils ne peuvent investir dans la recherche que s'ils sont sûrs de ne pas être immédiatement copiés et donc financièrement perdants. Ce dilemme pose, de manière plus générale, la question du financement de la recherche dans le domaine de la santé, pour lequel pourraient être imaginées des solutions alternatives telles que le financement public ou le prélèvement d'une taxe sur le chiffre d'affaires des industriels du secteur, par exemple.

Les industriels occidentaux assurent que la reconnaissance des brevets sera globalement favorable au transfert de technologie et à la recherche dans les pays en développement. Ce point de vue est partagé par l'OMC, dont un représentant a déclaré : « L'accord pourra entraîner des prix plus élevés, mais pas forcément à grande échelle. En revanche, la protection de la propriété intellectuelle stimulera la recherche de produits répondant aux besoins du Tiers Monde [5]. »

Mais c'est le scepticisme qui serait plutôt de rigueur. La recherche pharmaceutique est, en effet, une activité particulièrement centralisée, les industries pharmaceutiques multinationales n'ayant qu'un nombre réduit de sites de recherche dans le monde. La tendance actuelle est d'ailleurs à une concentration encore plus grande, les groupes américains, par exemple, se contentant de plus en plus d'un seul site en Europe (au mieux). Pourquoi ouvrir un centre de recherche dans un pays en développement ? Mis à part les quelques pays où il existe une communauté scientifique de haut niveau mais relativement mal payée, l'investissement risque de ne pas être très tentant. C'est ce que montre une enquête sur les motivations des industriels occidentaux à créer un centre de recherche en Inde dans le domaine des technologies de pointe. La disponibilité du personnel qualifié et les bas salaires viennent en tête de ces motivations [6].

Du point de vue d'un industriel, la reconnaissance des brevets ne rendra pas les malades ou les pays concernés plus riches, et donc ne justifiera pas un quelconque investissement. Si elle est peut-être un préalable à la recherche sur les maladies tropicales, elle ne suffira pas, à elle seule, à la motiver. Elle ne pourra se traduire par un surcroît de recherche locale que si celle-ci est encouragée par ailleurs, dans un secteur compétitif, et avec un minimum de moyens. « Autrement elle pourrait conduire à des prix plus élevés et à une faible croissance économique », comme le reconnaît la Conférence des Nations unies sur le commerce et le développement (CNUCED) [7]. Voilà donc un point qui ne semble faire de doute pour personne : le prix des médicaments, en particulier des médicaments innovants, va augmenter pour les pays en développement.

Le marché pharmaceutique mondial a connu au cours des dernières années une évolution semblable à celle du marché américain quelques années plus tôt. D'un côté, on trouve des médicaments génériques de moins en moins chers, de l'autre, des médicaments innovants de plus en plus chers. Les médicaments innovants sont souvent originaires de pays où les prix sont libres, comme aux États-Unis. Les industriels fixent les prix, non plus en fonction des coûts (de recherche et de production) auxquels ils ajouteraient une marge, mais à un niveau beaucoup plus élevé : le prix que le marché (américain) peut supporter. Toute une méthodologie de calcul économique (la pharmaco-économie) a été développée depuis dix ans dans ce but : si un médicament permet d'économiser, par exemple, des frais d'hôpitaux, il pourra être vendu beaucoup plus cher. S'il prolonge la vie de malades atteints du sida, il n'y aura presque plus de limite à sa valeur monétaire. La conséquence de cette récente évolution est que les nouveaux médicaments américains sont très chers, y compris pour les patients des pays industrialisés. Cela est également vrai, quoique dans une moindre mesure, pour les médicaments européens. Mais, dans la plupart des pays développés, il existe différents moyens de régulation du marché pharmaceutique. Aux États-Unis, par exemple, le prix des médicaments est fortement négocié par les *Pharmaceutical Benefit Organizations* (PBO) qui approvisionnent les réseaux de soins *(Managed Care)* où est prise en charge une grande partie de la population américaine. Par ailleurs, à l'échéance du brevet, la baisse de prix des médicaments est spectaculaire, car la concurrence des génériques est considérable.

Dans les pays en développement, les industriels occidentaux sont parfois disposés à vendre moins cher, car le marché ne peut supporter des prix aussi élevés. Mais le développement des importations parallèles (importation dans un pays où le médicament X® est vendu plus cher, à partir d'un pays où ce même médicament X® est moins cher, sans l'accord du fabricant) conduit les firmes à réduire, voire à supprimer, les différences de prix entre pays. Par ailleurs, de nombreux laboratoires occidentaux semblent se désintéresser de pays où leurs bénéfices seraient réduits. La situation générale évolue donc vers un prix unique mondial – quel que soit le niveau de richesse du pays – sur lequel les États ont de moins en moins de capacité d'action.

Les médicaments innovants sont de moins en moins abordables dans les pays en développement (à l'exclusion d'une élite privilégiée). L'interdiction de les copier localement en interdira purement et simplement l'accès pour le plus grand nombre. En Amérique latine, le recul de l'État dans la réglementation du marché pharmaceutique, amorcé au début des années quatre-vingt-dix, s'est ainsi traduit par une augmentation globale du prix des médicaments [8].

D'étroites marges de manœuvre

L'estimation des conséquences potentielles des accords de l'OMC sur le secteur pharmaceutique des pays en développement laisse peu de place à l'optimisme. On peut s'étonner que le médicament n'ait pas bénéficié de mesures particulières, d'une « exception sanitaire », à l'instar de l'agriculture, souci des États-Unis et de l'Union européenne, et de la culture, souci particulier de la France. Ce qui a été obtenu par la France, au nom de l'exception culturelle, a été refusé pour le secteur pharmaceutique aux pays en développement, qui continuent en conséquence de contester les accords de l'OMC.

Les médicaments, biens de santé, sont des produits industriels à part. En ne voulant pas le reconnaître, les accords de l'OMC peuvent avoir des conséquences négatives en matière sociale et sanitaire pour des populations déjà fragilisées, ce qui n'est pas acceptable. Il reste à mettre en place un système qui permette de concilier la reprise d'une recherche sur les pathologies sévissant dans les pays tropicaux et l'accessibilité financière des médicaments correspondants pour ceux qui en ont besoin.

L'histoire dira bientôt qui aura bénéficié ou pâti des accords de l'OMC. Certains pays tentent dès aujourd'hui de n'appliquer ces accords qu'*a minima* et le plus tard possible. Ils ont en effet intérêt à profiter des délais maximaux de mise en œuvre qui leur sont offerts, ne serait-ce que pour prendre le temps d'envisager toutes les possibilités d'en atténuer les effets négatifs. Il est symptomatique de constater, à cet égard, que l'industrie pharmaceutique occidentale insiste pour que les pays concernés abrègent cette période à laquelle ils ont droit. Le délai de réflexion est d'autant plus important que ces pays ne pourront pas revenir en arrière, une fois leur nouvelle législation mise en place, même si le délai de grâce n'est pas totalement écoulé.

Il existe, par ailleurs, deux moyens principaux pour tenter d'atténuer les conséquences des accords de l'OMC : les importations parallèles et les « licences obligatoires », deux possibilités que les pays doivent inscrire dans leur législation nationale s'ils veulent pouvoir y recourir un jour [9]. Le système des importations parallèles repose sur le principe juridique de « l'épuisement des droits » selon lequel le détenteur X d'un brevet dans un pays ne peut s'opposer à ce que ce pays importe le médicament d'une filiale de X opérant dans un pays tiers où ce médicament est moins cher. Il est donc possible de profiter des différences de prix entre pays, ce qui constituera pratiquement le seul moyen pour les pays dépendant de l'importation de maîtriser un peu les prix des médicaments. Notons cependant que l'industrie pharmaceutique a une autre lecture des accords de l'OMC [10]. Les importations parallèles sont un domaine hautement conflictuel, comme le montre l'exemple de l'Afrique du Sud décrit plus loin, et les industriels possèdent d'ailleurs une parade dangereuse pour les populations : un prix mondial unique.

Les licences obligatoires sont également délicates à mettre en œuvre et seront certainement la cause de nombreux conflits et plaintes auprès de l'OMC. Les accords prévoient en effet que les droits d'un détenteur de brevet peuvent être limités, notamment dans des cas d'intérêt général (extrême urgence, santé publique...) ou de pratique anticoncurrentielle. Les pays en développement qui disposent d'une industrie locale devraient donc pouvoir faire bénéficier celle-ci de licences obligatoires dans des circonstances qui ne sauraient cependant être qu'exceptionnelles, comme l'industrie pharmaceutique occidentale entend bien le faire valoir. Aux États-Unis cependant, l'octroi de licences obligatoires est loin d'être une pratique exceptionnelle, en particulier dans le domaine pharmaceutique. Ce dernier exemple américain montre bien ce qui est en jeu dans les accords de l'OMC : les industriels occidentaux bénéficient du soutien des responsables politiques de leur pays pour imposer au monde entier des règles qu'ils n'appliquent pas, ou pas complètement, sur leur propre territoire.

Les pays occidentaux se sont bien gardés de placer complètement la santé de leur population dans le domaine marchand. Mais, au nom de la défense de leurs intérêts à l'exportation, ils ont obtenu aujourd'hui que les politiques pharmaceutiques des pays en développement soient écrites par les industriels occidentaux.

L'Afrique du Sud sous la pression américaine

Plusieurs industriels américains de la pharmacie ont exercé des pressions sur les pouvoirs publics sud-africains au moment où ceux-ci révisaient leur législation pharmaceutique. Ces industriels ont demandé et obtenu que le gouvernement américain soutienne leur démarche. Certains industriels américains, en effet, avec le soutien du syndicat de l'industrie pharmaceutique sud-africaine (présidée par le P-DG d'une firme américaine), ont tenté de persuader les pouvoirs publics sud-africains de ne pas autoriser dans leur pays les importations parallèles de médicaments, sous prétexte que ce serait une infraction aux accords de l'OMC. Par ces importations parallèles, l'Afrique du Sud entendait faire jouer la concurrence internationale et obtenir ainsi des prix plus intéressants (les prix des médicaments en Afrique du Sud sont parmi les plus élevés au monde), au bénéfice notamment de la population pauvre noire qui n'a pas accès aux médicaments les plus chers, tout particulièrement les médicaments contre le sida. En affirmant l'illégalité des importations parallèles, les industriels américains prenaient leur désir pour une réalité. Les accords de l'OMC excluent en effet, dans leur article 6, la contestation devant l'OMC de « l'épuisement des droits », source juridique des importations parallèles.

Dans ce débat, une association de consommateurs américains, qui défend une position critique vis-à-vis des accords de l'OMC, a fait remarquer au vice-président Al Gore que les jurisprudences de l'Union européenne et du Japon étaient riches d'exemples où la légalité des importations parallèles a été confirmée. Elle ajoutait malicieusement que, « en s'appuyant sur la compétition et les forces du marché, les importations parallèles semblent en accord avec certains aspects des efforts de l'administration Clinton pour faire baisser les prix des médicaments aux États-Unis[11] ».

Le bras de fer entre les deux pays, au plus haut niveau politique, a continué jusqu'à l'été 1999. Les sanctions américaines, telles les taxes sur les métaux sud-africains, ont rappelé à tous les pays qui renâclent devant les accords de l'OMC que le gouvernement américain est aux côtés des industriels américains dans ce combat [12]. Mais la mise en cause publique d'Al Gore par Act Up sur son rôle personnel dans les pressions sur l'Afrique du Sud a conduit le gouvernement et les industriels de la pharmacie américains à faire marche arrière. L'Afrique du Sud a « gagné » aujourd'hui une bataille au profit de sa population. Cette victoire a été possible grâce à la forte motivation des autorités et des associations sud-africaines et à la solidarité internationale de diverses associations.

C'est au nom de cette solidarité que MSF demande que le nouveau cycle de l'OMC, le « cycle du millénaire », soit l'occasion de réfléchir à la mise en place d'une « exception sanitaire » pour les médicaments essentiels. Au minimum, les pays en développement doivent pouvoir exploiter les marges de manœuvre légales dans le cadre du TRIPS, importations parallèles et licences obligatoires, aussi souvent que les besoins de santé publique de leur population le rendront nécessaire. Il ne s'agit rien moins que « d'humaniser les accords de l'OMC ».

IV
Public, privé :
l'État et la maladie

Une ONG au ministère

par Éric Goemaere

Au départ, il était clair dans l'esprit de ses fondateurs que le champ d'intervention de MSF devait se limiter aux situations d'urgence : la rupture aiguë de l'équilibre entre besoins et services de santé justifiait l'intervention ponctuelle. Durant sa première décennie d'existence, l'organisation partagea donc ses interventions entre catastrophes naturelles et chirurgie de guerre. L'exode massif des réfugiés cambodgiens, en 1978, allait forger la culture dominante de la décennie suivante : la prise en charge de camps de réfugiés. Cette première mission d'envergure, qui exigea l'envoi d'une centaine de volontaires en 1979, allait établir les bases de l'assistance médicale reposant sur des stratégies standardisées.

Il n'y a ni services de santé ni ministère de la Santé dans un camp de réfugiés. Les ONG y forment généralement du personnel sur le tas et appliquent en urgence la mise en œuvre de priorités uniformes et standardisées que sont l'approvisionnement en eau, l'alimentation, la construction d'abris, la surveillance de la malnutrition, la vaccination contre la rougeole, les soins curatifs de base et la surveillance épidémiologique. Elles reconstruisent sans le vouloir une forme de collectivisme forcé : aucune hiérarchie parmi les réfugiés, censés s'aligner en une seule file pour la consultation qui détient le monopole de l'offre de soins.

Dans la mesure où il s'agit d'une intervention ponctuelle, la démarche se doit, pour être efficace, d'être libérée des préoccupations propres aux interventions inscrites dans la durée.

Rien ne permet de penser qu'une ONG humanitaire soit qualifiée pour mener à bien un programme de développement. Pourtant, fait méconnu du public, la majorité des organisations humanitaires, dont MSF, réalisent aujourd'hui une part très importante de leurs activités dans des situations dites de développement, appliquant le principe du continuum urgence-réhabilitation-développement, même si l'on n'aime pas beaucoup utiliser le terme de développement au sein de MSF, dans le souci de le réserver à un processus autodéterminé.

À travers l'analyse d'un contexte où MSF a été impliquée depuis 1981, la mission au Tchad, il s'agit ici de réfléchir de manière critique sur ce continuum, en s'interrogeant notamment sur l'influence qu'aura eue une telle intervention sur le modèle d'organisation des soins, mais aussi sur la responsabilité résiduelle de l'État tchadien dans cette organisation.

Comme la définition de l'humanitaire jusqu'ici retenue par MSF consiste à « sauver les vies et restaurer les hommes dans leurs capacités de choix[1] », il s'agit d'analyser si, au terme de l'intervention, il y a bien restauration de l'autonomie ou si l'on est passé progressivement à un mode de dépendance chronique, l'érosion du temps ayant totalement effacé l'accident aigu à l'origine de l'intervention.

Le Tchad : un contexte politique défavorable

En 1982, Hissène Habré vient d'enlever le pays des mains de son rival et ancien leader, Goukouni Oueddeï, et installe un nouveau gouvernement à N'Djamena. Après des années de guerre, le pays est exsangue et le système de santé en ruine. Les rares médecins tchadiens en poste avant la guerre ont fui le pays. Les infirmiers, originaires du Sud dans leur grande majorité, ont, quant à eux, fui les zones de combat du Nord, laissant tout un réseau de dispensaires à l'abandon. Le budget de fonctionnement du nouveau ministère de la Santé ne permet pas d'approvisionner les quelques hôpitaux encore intacts en médicaments et matériels renouvelables. Il n'y a pas de véritable plan national de santé et l'inexpérience des jeunes fonctionnaires du ministère est à l'image du délabrement du pays. En outre, le budget disponible est dérisoire.

À défaut de cadre politique précis, MSF se réfère, pour son intervention, aux idées en vigueur sur les soins de santé primaires : priorité au milieu rural et constitution d'un large réseau décentralisé. L'organisation se lance avec vigueur dans une stratégie de réouverture, reconstruction, équipement de dispensaires et hôpitaux ruraux de référence dont le réseau s'étendra, trois ans plus tard, sur neuf des quatorze préfectures du pays. Si sept de ces neuf préfectures se situent dans le Nord, ce n'est pas un effet du hasard : alors que la majorité de la population tchadienne vit dans le Sud, les nouvelles autorités, dont le ministre de la Santé, sont toutes originaires du Nord et incitent les intervenants étrangers à se préoccuper de cette région en priorité. Il n'est pas question de bâtir, mais plutôt de restaurer les dispensaires et hôpitaux existants. Ceux-ci seront classés en trois catégories (DI à DIII) selon la qualification de l'équipe médicale ; en pratique, seuls les DI ont un infirmier qualifié tandis qu'une recrue « sur le tas » est affectée aux autres types de dispensaires.

Le modèle préexistant, déjà fortement décentralisé, comportait une infrastructure rurale distinguant trois niveaux :

rural, l'infirmerie et le dispensaire. MSF ne reconnaît pas le bien-fondé de ce niveau intermédiaire et, à défaut d'accord avec le ministère de la Santé, applique une technique consistant à ne pas appuyer financièrement la réhabilitation des infirmeries, lesquelles seront progressivement abandonnées, pour privilégier un système à deux niveaux caractéristique du « district opérationnel » : les dispensaires et l'hôpital rural. Les chiffres cités en 1977 [2] dénombraient, pour les neuf préfectures, près de 160 dispensaires fonctionnels, 18 infirmeries et 16 hôpitaux ruraux.

En 1982, à la sortie de la guerre, on constate une paralysie totale des services de santé : plus rien ne fonctionne ; seuls subsistent quelques infirmiers actifs dans des villages isolés. MSF lance dès 1983 un large recensement de l'état du réseau sanitaire dans les neuf préfectures : par ce travail de grande envergure, auquel aucune équipe n'était d'ailleurs vraiment préparée, MSF annonce sa volonté de tout remettre sur pied ; du moins est-ce ainsi interprété par les responsables tchadiens. Trois ans plus tard, MSF a réhabilité avec vigueur et enthousiasme : remise en état, équipement et approvisionnement en médicaments du réseau sanitaire, qui retrouve presque son niveau fonctionnel de 1977 avec 125 dispensaires et 16 hôpitaux ruraux. Cette opération demande à la jeune section belge de MSF de multiplier très rapidement ses moyens humains et financiers.

L'évolution de la formation des cadres de santé

Lorsqu'on revient au recensement effectué en 1983, il est significatif d'y voir apparaître, à côté de quelques infirmiers diplômés, de nombreux recensés qualifiés de « manœuvres ».

Derrière ce chiffre se cache une politique volontariste de MSF qui, à défaut de trouver des infirmiers et ne voulant pas se laisser limiter par cette contrainte, recrute, comme dans les camps de réfugiés, des jeunes non diplômés. C'est ainsi que des jeunes dotés d'un diplôme d'études primaires sont, en deux ans, devenus des « chirurgiens ».

Si cette stratégie était amplement justifiée au départ, pour permettre de restaurer les services de santé, l'erreur consista à ne pas la doubler d'un recensement plus rigoureux afin de retrouver les infirmiers disparus et d'une politique de formation de diplômés susceptibles de voir leur qualification médicale reconnue. L'évolution du nombre d'infirmiers diplômés traduit bien la contrainte : fin 1985, soit trois ans après la fin du conflit, seul 28 % du nombre total existant avant le conflit a repris ses fonctions. Pour contourner la difficulté, MSF fait donc appel à un grand nombre de bénévoles (387 recensés fin 1997) et leur donne une formation *ad hoc*. Aucun ne sera jamais reconnu comme infirmier diplômé et peu d'entre eux auront même accès à l'École secondaire de la santé. Cela explique qu'en 1994, soit douze ans après la fin du conflit, le nombre d'infirmiers diplômés n'a toujours pas atteint le niveau d'avant la guerre.

MSF n'a jamais eu de programme d'appui direct à l'école de formation d'infirmiers de N'Djamena. De cette école, dont le cursus de formation a été adapté aux besoins du pays avec l'assistance de l'ITS (Institut tropical suisse), sont sortis près de 40 infirmiers diplômés par an pour l'ensemble du pays à partir de 1984, mais elle est fermée faute de crédits dès 1993. Le problème du manque de cadres de santé est encore plus sensible en ce qui concerne les médecins. En 1977, les deux tiers des médecins présents au Tchad sont étrangers. Le Tchad compte alors 36 médecins nationaux. En 1985, il n'en reste aucun dans les neuf préfectures : tous les médecins recensés, à l'exception d'un seul, sont des étrangers. Tous ont été mis en place par MSF, qui comptera plus de 20 médecins expatriés cette année-là, alors que les rares médecins nationaux se trouvent dans la capitale, N'Djamena. En 1986, cette substitution est largement reconnue par tous et une politique de recyclage et d'appui aux médecins nationaux est engagée par le FED (Fonds européen de développement) pour remplacer les expatriés. Mais les médecins sont difficiles à trouver : quelques-uns sont en formation à l'étranger, principalement en URSS, et il n'y a pas de faculté de médecine à N'Djamena.

La suite a montré que bien peu de médecins formés à l'étranger ont accepté de revenir au Tchad. Ceux qui acceptent, partis pour la plupart en URSS et donc obligés de rentrer, ont très peu de formation clinique et prennent d'emblée une orientation administrative, renforcée par leur statut de médecins-chefs de préfecture. Par ailleurs, il faut attendre 1998, soit près de quinze ans après le début de l'intervention de MSF, pour voir sortir les premiers médecins nationaux d'une école tchadienne.

Dès 1986, le directeur général de la Santé souhaitait vivement la mise sur pied d'une faculté de médecine au Tchad et en avait même fait un projet personnel, mais il rencontra dans sa démarche l'opposition de MSF qui jugeait l'investissement non prioritaire : se trouvaient en confrontation les stratégies d'urgence et l'investissement dans le temps.

Les experts internationaux chargés de mettre en œuvre les programmes de réduction des dépenses publiques ont bien constaté la carence en cadres de la santé au Tchad et accordé, face à ce diagnostic, une « exception d'embauche » pour les secteurs sociaux : 50 cadres par an pour la santé et les affaires sociales. On est toutefois aujourd'hui au-dessous du niveau de renouvellement : le nombre d'infirmiers en poste dans les préfectures augmente trop lentement pour compenser les décès et les départs à la retraite. Or, pour appliquer une stratégie décentralisée, offrant des soins de base à tous, il faut beaucoup plus d'infirmiers. Mais la politique d'ajustement structurel et donc la contrainte d'équilibre budgétaire auxquels le Tchad est assujetti ne le permet pas.

Les bases d'un approvisionnement national en médicaments essentiels

Dès 1983, MSF monte un dépôt pharmaceutique pour l'approvisionnement en médicaments essentiels et matériel médical des neuf préfectures du projet, s'inscrivant ainsi dans une des composantes majeures de la stratégie des soins de santé primaires : sans médicaments de base, pas de système de santé fonctionnel. Pour avoir un effet sur la santé, cette politique d'approvisionnement doit être doublée d'une formation à l'utilisation rationnelle de ces médicaments : les premiers guides MSF sur la prescription des médicaments essentiels sortiront de cette expérience ; maintes fois révisés, ils constituent aujourd'hui une référence en matière de prescription dans les pays du Tiers Monde.

Les hôpitaux ainsi que les dispensaires sont approvisionnés régulièrement avec l'appui de la logistique de MSF. L'apport d'une composante aussi concrète que l'approvisionnement en médicaments est de nature à créer des envieux sinon de fortes rivalités : les préfectures qui bénéficient du projet se situent toutes dans le Nord, à l'exception d'une seule, le Mayo Kebbi. Les préfectures du Sud sont, quant à elles, laissées à leur sort :

les quelques achats épars réalisés par le ministère de la Santé sont bien loin de rivaliser avec les kits complets envoyés dans le Nord.

Il s'instaure de fait une concurrence entre l'entrepôt de la pharmacie nationale, Pharmat, et l'entrepôt en gestion privée de MSF : celui-ci se trouve contraint de déménager en 1987 dans les locaux de l'entité nationale, trop heureuse de remplir ainsi ses étagères restées vides pendant de nombreuses années. Si la fusion des deux pharmacies visait à réduire les tensions entre service public et système privé, en réalité elle fit apparaître de nouvelles difficultés liées au conflit de priorités dans deux modes de gestion fort différents.

C'est dans le contrôle des sorties de médicaments que les tensions entre le « système MSF » et les priorités nationales devaient s'exprimer le plus explicitement, entre un système de distribution fondé sur des principes humanitaires d'équité et un système national visant, comme dans tout pays, à faire de la distribution de médicaments un facteur politique permettant de servir des objectifs prioritaires. Ces divergences apparurent notamment lors de l'arrivée dans la nouvelle pharmacie de militaires en armes, munis d'un ordre de réquisition les autorisant à n'en ressortir qu'une fois le camion plein.

Si les résultats sur le plan technique sont encore aujourd'hui indéniables, la totalité du pays bénéficiant d'un approvisionnement régulier en médicaments essentiels que lui envient ses voisins, ce résultat découle d'un rapport de force entre des systèmes de priorités différentes en matière de santé, le bailleur de fonds et son agence d'exécution ayant réussi à imposer leurs vues. Garder cet aspect en mémoire permet de comprendre combien il est illusoire de croire que ces choix puissent un jour se pérenniser après le départ des intervenants extérieurs.

Disparition du secteur privé et renforcement de la dépendance

L'approvisionnement en médicaments essentiels et leur gestion rationnelle trouvent des arguments irréfutables dans un environnement où, par essence, les moyens financiers disponibles pour la santé sont fort limités. L'Afrique a longtemps été la chasse gardée des laboratoires pharmaceutiques privés pour lesquels la publicité était le seul canal d'informations sur les qualités thérapeutiques des nouvelles molécules, mises sur le marché à des prix souvent très élevés.

Le propos n'est certes pas de remettre en question le bien-fondé économique et, bien sûr, thérapeutique, du recours à une liste standardisée de médicaments essentiels financièrement accessibles aux catégories les plus pauvres de la population. Mais il vise à montrer les conséquences de l'application en force d'une telle stratégie, qui fera disparaître toute alternative privée : à l'exception de la capitale, il n'existe pratiquement plus de pharmacies privées au Tchad, image qui contraste avec celle des pays voisins, Cameroun et Nigeria, où les pharmacies privées sont largement implantées dans chaque ville.

Comme la palette de médicaments mis à disposition par le service public est censée couvrir l'ensemble des besoins médicaux de base, elle refuse au patient la possibilité de trouver une alternative et établit une dépendance totale à l'égard du système officiel de soins, sans plus laisser de place aux demandes perçues comme « irrationnelles » ou à l'automédication, qui occupe une place majeure dans nos pays.

L'État se voit ainsi investi d'une nouvelle et très lourde responsabilité en tant que seul pourvoyeur de médicaments, supposé à terme en assurer l'approvisionnement régulier, ce que son budget propre est sans doute loin de lui permettre.

Ce système s'éloigne fortement des systèmes de Sécurité sociale en vigueur dans la plupart de nos pays occidentaux : l'État s'y dégage totalement des fonctions d'approvisionnement en médicaments mais également de sélection de ce qui est bon pour ses citoyens, se limitant à interdire ce qui est toxique, et pratique une politique de remboursement différenciée selon sa perception de l'importance, en termes de santé publique, du médicament prescrit.

L'instauration du « recouvrement des coûts »

Le ministère de la Santé du Tchad s'est ainsi trouvé progressivement investi, après une intervention étrangère majeure, d'une fonction qu'il n'avait jamais remplie : assurer l'approvisionnement en médicaments essentiels de l'ensemble des hôpitaux et dispensaires publics du pays. Tant que cette stratégie est prise en charge par l'aide extérieure, seuls émergent des problèmes d'affectation des priorités. Les véritables questions surgissent lorsque les intervenants extérieurs, soucieux de ne pas se trouver enferrés dans un engrenage pérenne, expriment leur intention de se retirer un jour de l'aide financière chronique.

Il faut à tout prix mettre au point une stratégie permettant la survie des systèmes d'approvisionnement en médicaments avec des moyens financiers dégagés sur place. Lorsque ni l'État ni les collectivités locales ne peuvent assumer le poids de la facture, on se retourne inévitablement vers le patient : c'est la naissance des systèmes de recouvrement de coûts, repris souvent sous le nom d'initiative de Bamako, lancée par l'Unicef en 1987 suite, entre autres, à des expériences conjointes avec MSF au Mali (*cf.* « Le désert sanitaire »). Au Tchad, MSF se lance dans une stratégie de recouvrement des coûts dès 1992 dans la préfecture du Mayo Kebbi, mettant en place des tarifications pour l'accès aux médicaments et aux prestations de santé.

De facto, le Tchad sous-traite son plan de santé à une ONG. À N'Djamena, MSF dispose, dès 1983, d'un réseau radio performant, collecte l'information, dresse les courbes épidémiologiques et planifie les programmes. Le bureau de MSF est adjacent au ministère de la Santé. Celui-ci ne parvient pas à obtenir les mêmes résultats : l'ensemble des données fiables sur les dix préfectures se trouve au sein de MSF, qui met en place, en 1983, un programme de « surveillance épidémiologique », précurseur du futur bureau de planification du ministère de la Santé lancé par l'USAID (*United States Agencies for International Development*) en 1986.

Jusque-là, le bureau de planification, c'est MSF. Les visites de délégations étrangères et de donateurs divers ne passent au ministère de la Santé que pour les salutations d'usage : tous savent que les informations utiles à la décision se trouvent dans le bureau de MSF. Cette organisation pose les bases de la planification nationale par la mise en chantier, dès 1983, d'un grand exercice de recensement de toutes les structures sanitaires et du personnel existant dans la zone du projet.

Cette substitution dans les responsabilités n'est pas une dérive inconsciente mais s'inscrit dans une volonté manifestée par les décideurs internationaux d'avoir recours à des agences extérieures : MSF est efficient et son système permet aux donateurs d'éviter de confier des sommes trop importantes à un ministère considéré comme peu opérationnel et donc peu fiable. Cette situation irrite bien sûr les partenaires tchadiens mais le pragmatique directeur général de la Santé l'accepte habilement : il est conscient de la mauvaise image de ses services publics, fortement déstabilisés par une guerre sans fin, tandis que l'intermédiaire MSF et son efficience prouvée constituent un bon appât et une garantie pour les donateurs du secteur santé. Entre un nationalisme pointilleux et une large ouverture à l'étranger, quitte à passer un contrat de sous-traitance avec une ONG internationale, il opte clairement pour la deuxième solution. En fin de compte, il se ménage suffisamment de présence pour s'assurer que les résultats engrangés sont affichés à son tableau politique.

Dès 1983, MSF utilise même largement des fonds du FED, fonds attribués aux gouvernements en coopération multilatérale directe et donc en théorie non accessibles aux ONG. L'utilisation de ces fonds, rare dans l'expérience de MSF (si le Tchad était une première, le phénomène se renouvelle par la suite au Mali et en Guinée), montre de façon irréfutable, compte tenu des montants en jeu, la collusion d'intérêt entre les trois parties : le ministère de la Santé, le donateur – la Commission européenne – et, pour la mise en œuvre, un acteur issu du système international.

Les résultats sur le terrain sont indéniables, mais l'évolution des programmes dans le temps entraîne un rapprochement inévitable et donc une confrontation accrue entre les échelles de priorités : l'équilibre, précaire, finit par se rompre avec le temps et les changements de personnes, révélant les tensions inéluctables entre un ministère de la Santé dépossédé de son rôle et une ONG omniprésente. Un incident symbolique, survenu en 1985, illustre bien cette tension : le directeur général de la Santé, confronté à l'impossibilité de reprendre les activités de MSF étant donné la carence de médecins tchadiens et le refus de ceux formés à l'étranger de rentrer au pays, décida de mettre en chantier une faculté nationale de médecine. Mais il lui était impossible de convaincre les donateurs internationaux de financer un projet aussi ambitieux sans convaincre au préalable leur intermédiaire privilégié, MSF. Or ce type de projet, très coûteux en ressources financières et humaines et sans résultats immédiats, n'entrait pas dans les priorités d'une organisation axée sur la formation *in situ* et la recherche de résultats tangibles à plus brève échéance. Même si, dès le début, la partie tchadienne n'envisageait pas d'obtenir un franc de subside de MSF, il lui fallait tenter de contourner l'opposition déclarée de l'ONG à ce projet. L'histoire devait lui donner gain de cause, puisque la faculté existe maintenant depuis bientôt huit ans et que les premiers médecins nationaux formés en sortent maintenant en nombre significatif.

Au sein de MSF, les dérives de la substitution sont clairement reconnues dès 1986 mais restent assumées car elles se justifient par l'efficacité des programmes en périphérie et la priorité donnée aux populations, valeurs maîtresses au sein d'une organisation humanitaire.

Un désengagement rapide est toutefois planifié dès 1987, les tensions devenant intenables : il est temps de céder la main mais, pour éviter la débâcle, la transmission se fera non pas directement avec le ministère de la Santé, mais avec un autre opérateur international, AEDES (Association européenne pour le développement et la santé, entité créée par MSF en 1984 pour reprendre des actions de développement au Zaïre), sans doute mieux équipé tant en termes de priorités que de ressources humaines pour vivre cette cohabitation.

Trop heureuse de se débarrasser de cette immense responsabilité, MSF ne quitte pas le pays mais choisit de concentrer ses moyens sur une seule préfecture, le Mayo Kebbi, et tente dès lors de corriger les dérives de déresponsabilisation des cinq premières années en cherchant auprès des services périphériques et des bénéficiaires des services de santé une réponse qu'elle n'avait pas trouvée au niveau central.

Cette politique se marque par la mise en place d'une stratégie d'appuis complémentaires et non plus substitutifs, avec la mise en place de districts sanitaires, la création de comités de santé et de stage de formation pour cadres et jeunes médecins nationaux étudiant à la faculté de médecine.

Un recul progressif des responsabilités de l'État ?

En dix ans, le budget national de la Santé du Tchad n'a guère évolué : si l'on tient compte de l'inflation et de la dévaluation du franc CFA, le budget alloué par l'État tchadien pour la santé a en réalité diminué. Il faut noter qu'en 1977, l'État tchadien consacrait déjà 277 francs CFA par habitant à la santé [3], niveau qu'il ne retrouve en valeur absolue qu'en 1990 et n'a donc, à ce jour, toujours pas été atteint en termes réels. Si le budget total a bien été augmenté, il n'a pu dépasser la forte croissance démographique du pays pour voir sa dépense par habitant augmenter : on constate que, malgré l'aide extérieure massive, la dépense par habitant en francs CFA constants est en baisse entre 1993 et 1996.

On peut donc affirmer que le gouvernement tchadien investit dans la santé environ la même somme d'argent par habitant aujourd'hui qu'il y a vingt ans, avec certainement beaucoup moins d'argent issu de ses propres ressources. Il s'est en effet habitué à sous-traiter ce secteur social à l'aide extérieure, même s'il dit en faire une priorité pour la décennie [4] : la proportion des dépenses de santé prises en charge par l'aide extérieure est estimée à 80 % [5], ce qui traduit une dépendance totale du Tchad vis-à-vis de ses bailleurs de fonds dans ce secteur.

C'est ainsi que le budget du ministère de la Santé passe de 7,1 % à 5,1 % du budget national entre 1993 et 1995 [6], alors que le budget général de l'État augmente de 10,8 % durant la même période. Lorsqu'on en soustrait les dépenses de personnel, on retrouve une dépense oscillant autour de 0,9 dollar par habitant [7] : à ce prix, les médicaments essentiels et le recours aux ONG ne sont plus un choix mais une nécessité !

Si le Tchad dispose aujourd'hui d'un système plus performant que celui de ses voisins, le Soudan, la République centrafricaine et même le nord du riche Cameroun, on peut dire qu'il en a perdu totalement la maîtrise. Se pose alors la question de savoir à qui revient la responsabilité de la mise en place de services de santé efficaces capables de faire face à l'état de santé de la population qui, lui, reste malgré tout un des plus bas de la planète. En d'autres termes, s'il est juste de dire que 0,9 dollar par habitant de dépenses de santé, c'est très peu, à qui en revient la faute ?

Les comités de santé : une relative maîtrise des priorités par les populations ?

Les services de soins qui n'existaient plus, ou, parfois, n'avaient jamais existé, pour des populations en milieu rural isolé, services certes rudimentaires mais permettant de répondre à la majorité des questions posées en matière de pathologie infectieuse, recommencent à fleurir entre 1983 et 1986 dans les différentes préfectures du nord du pays. Les villageois considèrent ces services comme une chance, un « don du ciel » lié directement à la présence de MSF, sur laquelle ils ont peu d'emprise. La mise à disposition de services de santé n'est pas un droit et ne sera jamais un devoir, puisqu'il ne peut y avoir de devoir permanent de la part d'une ONG étrangère. Chaque chef de village se rend désormais chez le responsable de MSF, et non plus chez le chef de canton ou le préfet, pour obtenir la construction d'un dispensaire ou l'affectation d'un infirmier. Ses moyens de pression sont faibles vis-à-vis d'une ONG comme MSF, aussi doit-il inventer des stratagèmes pour tenter de convaincre. L'interface salutaire entre les utilisateurs des services de santé et les pouvoirs publics n'existe plus, ceux-ci, désormais dépourvus de moyens d'intervention, perdant tout crédit aux yeux de leur population.

Pour réagir à ce vide politique, l'idée a été émise de stimuler une organisation collective des responsables locaux et des utilisateurs des services de santé sous forme de comités de santé. Première ébauche d'organisation de l'interface avec les bénéficiaires, les comités de santé n'émergent qu'au début de 1993 dans les préfectures du Sud. Fait remarquable, ils sont contemporains de l'apparition du multipartisme à N'Djamena et marquent clairement une réappropriation du politique au niveau local. Bien sûr, les thèmes abordés restent limités au champ de la santé mais, si les droits du comité de santé restent limités, ils représentent néanmoins une réelle avancée face à « l'arbitraire du prince » qu'est devenue MSF, représentant les donateurs internationaux.

Ces comités définissent leurs priorités quant aux services qu'ils veulent voir exister et se dotent, par voie de cotisations, de moyens financiers qui leur permettent dorénavant de réclamer certains droits, comme celui de construire un dispensaire là où ils le désirent, d'assurer son approvisionnement en médicaments et même, pour certains, d'engager à leurs frais un infirmier diplômé qu'ils ont eux-mêmes choisi et avec qui la relation contractuelle sera revue au regard de la qualité des prestations. Ainsi réapparaît progressivement un lien direct, contractuel même s'il reste informel, entre professionnels de santé et consommateurs.

Toutefois, si l'on assiste à une réappropriation des décisions portant sur les services de santé, il serait illusoire d'y voir une véritable alternative au désengagement de l'État central : jamais une population rurale à majorité illettrée ne pourra gérer un système de santé dans toute sa complexité. Les décisions prises par les comités de santé concernent la microgestion mais ne permettent pas le développement d'un système de santé. En d'autres termes, on ne rend pas aux populations le pouvoir de décision ôté à l'État. En revanche, ils savent probablement mieux que quiconque quels sont leurs besoins prioritaires en matière de santé. Sans savoir précisément comment y remédier, ils peuvent toutefois donner une sorte d'indice de satisfaction quant aux services rendus.

Trop de systèmes de santé montés par des coopérations étrangères se retrouvent rapidement désertés par les patients aux besoins desquels ils ne répondent pas, faute de mécanismes leur permettant de percevoir la demande, et parce qu'ils se révèlent incapables de se libérer d'une planification rigide et centralisée et donc de s'adapter. La plupart des réflexions menées sur le continuum entre l'urgence et le développement arrivent pourtant à la conclusion que, moyennant quelques précautions, la continuité est naturelle.

On constate, à travers l'exemple de l'expérience tchadienne de MSF combien les contradictions et les écueils sont nombreux.

Il ressort en effet de cette expérience que, s'il y a inévitablement déresponsabilisation dans l'urgence – on ne demande pas au polytraumatisé quels sont ses choix prioritaires –, le risque est grand d'accentuer encore cette perte d'autonomie. La dépendance économique qui s'instaure progressivement par les modes de financement internationaux des services sociaux des pays les plus pauvres dépossède inévitablement les plus démunis de tout droit et de tout contrôle sur les services existants.

États-Unis, Royaume-Uni, France, trois systèmes d'assurance maladie

par Karim Laouabdia et Noëlle Lasne

Au sortir de la Seconde Guerre mondiale, la plupart des pays industrialisés ont pour objectif déclaré d'améliorer la santé de la population. La volonté de mettre en place un système d'assurance maladie permettant d'offrir un accès égal à des services de santé de qualité pour tous, sans discrimination, est une priorité. Certains pensent même, au Royaume-Uni par exemple, que la mise en place d'un meilleur accès aux soins permettra à terme une diminution des besoins de santé.

La mise en œuvre de cette politique est progressive et se fait à des rythmes différents dans chaque pays. Soutenue, dans un premier temps, par un développement économique sans précédent et portée par la foi dans les progrès rapides de la médecine, cette politique connaît, à partir des années soixante-dix, de multiples réajustements.

Dans un second temps, le ralentissement de la croissance et l'augmentation des déficits publics conduisent les États à se préoccuper du coût et de l'efficacité des services de santé. Parallèlement, la demande de soins de « qualité » augmente constamment. Les États engagent en conséquence des réformes qui visent à concilier l'explosion des dépenses avec des recettes en diminution, afin de maîtriser la part publique des dépenses de santé et de réduire les déficits.

Décidées et mises en place dans des environnements économiques identiques et sous-tendues par une logique économique commune, ces réformes ont-elles remis en question les objectifs affichés initialement et conduit à une inégalité dans l'accès aux services de santé en instaurant des systèmes à plusieurs vitesses ? Une revue, non exhaustive, de l'évolution des systèmes de protection sociale mis en place en France, au Royaume-Uni et aux États-Unis, permettra d'alimenter cette réflexion.

Trois modèles différents, des objectifs similaires

Les systèmes de protection sociale de ces trois pays sont représentatifs des modèles existant dans les États de l'OCDE. Ces pays sont comparables car ils ont des niveaux de développement économique semblables avec des produits intérieurs bruts (PIB) parmi les plus élevés du monde. Leur secteur santé – qui comprend un secteur curatif et un secteur préventif – est un domaine essentiel de l'économie nationale, qui emploie une part importante de la population active. Leurs systèmes de protection sociale et leurs services sanitaires et sociaux fonctionnent avec des professionnels d'un niveau de compétence équivalent.

Les objectifs affichés des politiques de santé sont similaires : il s'agit de l'amélioration de l'état de santé de la population, de l'accès à des soins de qualité, de la maîtrise des dépenses et de l'accroissement de l'efficacité des systèmes. De surcroît, dans ces trois pays, les réformes menées au cours des trente dernières années ont, pour la plupart, porté sur le système curatif, qui consomme la majorité des ressources allouées au secteur santé. Cette évolution a eu un impact sur la santé des populations, même si d'autres déterminants comme l'environnement, l'emploi, le statut socio-économique et le mode de vie, affectent également la santé des individus.

Une protection sociale : pour quoi faire ?

« La protection sociale recouvre toutes les formules qu'ont utilisées les sociétés pour se prémunir contre les risques sociaux : la maladie, la vieillesse, la perte ou la diminution de revenus [1]. »

La protection contre le risque maladie constitue le domaine essentiel de la protection sociale. Elle vise à assurer les services nécessaires en rendant les utilisateurs solvables. Seules des assurances peuvent atteindre cet objectif en répartissant le risque maladie sur de larges ensembles ; elles peuvent être soit privées, à but lucratif ou non lucratif, avec un risque réparti sur le groupe des assurés, soit sociales, avec un risque réparti sur tout ou partie de la population : on parle alors de socialisation du risque.

En Europe, les systèmes de protection sociale reposent sur la solidarité, constitutive du lien social. Ils apparaissent caractéristiques et constitutifs des « États providence » *(Welfare State)* : l'État intervient à tous les niveaux, de la conception à la maintenance du système et les dépenses sociales sont assimilées à des dépenses publiques. Au Royaume-Uni, le système dit « beveridgien » (de Beveridge, dont le plan de 1942 constitue la base du *Welfare State* de l'après-guerre) assure une couverture maladie universelle à tous les résidents sans conditions de ressources. Financé par l'impôt sur les revenus, il distribue des prestations non liées à la participation financière des assurés. La France instaure un modèle de protection sociale inspirée du système bismarckien, né en Allemagne à la fin du XIXe siècle. Elle met en place une couverture obligatoire pour la population active ; les cotisations sont proportionnelles aux revenus et les prestations conditionnées au versement des cotisations. Des systèmes d'aide sociale, dits filets de sécurité, existent pour les personnes exclues de cette couverture obligatoire. Par la suite, une assurance volontaire a été mise en place pour les non-actifs. À partir de l'an 2000, l'articulation entre cotisations et droit à l'assurance maladie a été supprimée. Tous les résidents, actifs et non actifs, sont couverts par une assurance obligatoire.

Aux États-Unis, la mixité du système découle de conditions historiques particulières : le concept d'État fédéral, qui assume des fonctions que ne peuvent assumer les États, la séparation nette des pouvoirs exécutifs et législatifs et, enfin, la philosophie libérale classique, qui privilégie l'individu et sa capacité de choix, ont façonné la protection sociale. Le système développé allie la puissance publique à des assurances volontaires privées dont les prestations sont définies par contrat et liées aux primes versées. Les « Assurances sociales » ne valent que pour les actifs, et regroupent les assurances chômage et la retraite ainsi que l'assurance maladie de groupes déterminés. La providence (*Welfare* ou assistance) se manifeste au travers de programmes médico-sociaux considérés comme temporaires, dans l'attente du retour « au droit commun ».

Ainsi, aux États-Unis, les contrats ou plans d'assurance santé privés souscrits essentiellement dans le cadre de l'entreprise couvrent trois cinquièmes de la population. Au Royaume-Uni, les assurances privées sont complémentaires de l'assurance maladie obligatoire ou peuvent, plus rarement, couvrir la totalité du risque maladie. En France, les assurances privées sont strictement complémentaires de l'assurance maladie obligatoire.

Le « droit commun » est employé dans ce texte pour désigner le système commun de protection contre le risque maladie dans un pays. Il est contractuel et volontaire aux États-Unis. Au Royaume-Uni, il repose, dès l'origine, sur la solidarité nationale. Il est obligatoire et fondé d'abord sur la solidarité professionnelle puis sur la solidarité nationale en France.

Les États-Unis

Le règne des assurances privées

Le gouvernement fédéral joue un rôle primordial dans la mise en place, au cours de ce siècle, d'un dispositif d'assurances sociales. Cependant, toutes ses tentatives pour établir une assurance nationale couvrant le risque maladie se heurtent aux élus, aux assureurs privés, à l'association des médecins américains, qui, au nom de l'intérêt public, défendent le libre choix du médecin et refusent une médecine « socialisée », synonyme pour eux de gaspillage financier et de diminution de la qualité des soins.

Il n'existe donc pas de système national d'assurance maladie. Le système de soins fonctionne avec de multiples payeurs. Le financement des dépenses de santé et le paiement des prestataires sont répartis entre assurances privées, gouvernement fédéral, États, gouvernements locaux et particuliers. La part publique (État fédéral, États et gouvernements locaux) représente, en 1995, 46,2 % des dépenses totales de santé dont 33,2 % pour les programmes fédéraux Medicare (18,9 %) et Medicaid (14,3 %).

Après la guerre, le système de soins se développe en volume et en qualité. La santé est perçue comme un droit et le gouvernement promeut un « accès décent pour tous » à la santé. Il procède essentiellement par incitations fiscales, destinées à favoriser l'achat de plans d'assurance santé. Ces assurances santé peuvent être contractées à titre individuel ou collectif, par l'entreprise, qui bénéficie également de déductions fiscales. Les primes varient en fonction du risque individuel, des prestations et du niveau de franchise. Dans le cadre de l'entreprise, les primes sont calculées sur un risque réparti sur l'ensemble du personnel, et les taux varient selon le poids financier de l'entreprise qui peut négocier des taux avantageux. En 1996, 52 % des entreprises offrent un plan d'assurance santé à leurs employés et assurent ainsi la couverture maladie de 64 % des résidents américains de moins de 65 ans.

Les personnes n'entrant pas dans le « droit commun » peuvent, si elles sont éligibles, recevoir une assistance du gouvernement fédéral. Ces aides vont évoluer au cours du temps et progressivement faire de l'État fédéral l'acheteur le plus important de services médicaux. Dans les années cinquante, une assistance médicale est accordée aux personnes démunies bénéficiant déjà d'une aide publique. En 1960, est votée une loi octroyant une aide médicale aux personnes âgées dont les revenus sont insuffisants pour couvrir leurs dépenses médicales. En 1965, dans l'euphorie des programmes de lutte contre la grande pauvreté et de l'égalité des droits, deux lois sont adoptées, qui aboutissent à la mise en place de programmes fédéraux : Medicare (assurance maladie pour les personnes âgées de 65 ans et plus) et Medicaid (aide médicale réservée aux indigents). En 1997, un programme d'aide à l'achat d'assurances maladies qui cible les enfants non assurés de familles démunies (programme SCHIP, *State Children's Health Insurance Program*) vient s'ajouter au dispositif législatif, sous forme d'une rallonge budgétaire.

Les assureurs agissent comme des intermédiaires ou « tiers payeurs » entre les prestataires médicaux et les établissements de soins d'une part, les payeurs que sont l'État – au travers des programmes fédéraux – et l'entreprise – qui achète des contrats pour ses employés – d'autre part. Les plans d'assurance santé couvrent en général les frais ambulatoires, les frais dentaires et les hospitalisations en fonction du contrat.

Le prestataire est payé à l'acte (FFS, *Fee For Services*) soit par le patient, soit par la compagnie d'assurances sur la base du contrat en cours. Le patient paie directement la part des services non couverts par le plan d'assurance. Les établissements de soins sont d'abord remboursés rétrospectivement de la prise en charge d'un patient puis, au cours des années quatre-vingt, un modèle de paiement prospectif par pathologie est instauré dans le cadre du programme fédéral Medicare. Ce modèle fait référence et est repris par l'ensemble des assureurs privés.

Le réseau de soins coordonnés ou le contrôle des consommateurs de soins

À côté du modèle classique du système de santé libéral, des systèmes intégrés appelés « réseaux de soins coordonnés » (*Managed Care Organizations* ou MCO) se sont développés, à partir des années soixante-dix, encouragés par l'État fédéral. À l'origine, leur objectif est d'assurer une prise en charge globale et cohérente des patients en leur offrant des soins de qualité ; la prévention est affichée comme un objectif prioritaire afin d'agir sur les autres déterminants de la santé et de diminuer, à terme, les dépenses de santé. Très vite, les MCO apparaissent comme le moyen idéal de contrôler l'utilisation des services par les patients et de mieux maîtriser les dépenses de santé. Dans ce but, l'État fédéral comme les différents États incitent les bénéficiaires des programmes fédéraux à s'affilier à des réseaux de soins coordonnés.

Les MCO sont des entreprises privées à but lucratif ou non lucratif au sein desquelles les assureurs incitent les consommateurs à utiliser les services d'un réseau de prestataires et de services définis. Les prestataires sont sélectionnés par l'assureur et sont sujets à contrôle comme condition de base de leur agrément.

Il existe différents types de réseaux de soins coordonnés. Les *Health Maintenance Organizations* (HMO) sont, de loin, les plus nombreux. Les prestataires y sont encouragés à contenir la demande des assurés en prestations complémentaires et les patients à ne pas utiliser à l'excès les services. Devant le succès des HMO, les assureurs traditionnels ont pénétré le marché au cours des vingt dernières années. Les HMO actuelles ont peu à voir avec les HMO sans but lucratif du début, qui étaient orientées vers la qualité et la globalité des soins. Elles sont aujourd'hui à but lucratif, cotées en Bourse et préoccupées de profit.

Medicare et Medicaid :
les programmes publics d'accès aux soins

En 1965, la loi mettant en place les programmes Medicare et Medicaid avait pour objectif d'offrir un accès aux soins à tous ceux qui ne bénéficient pas d'un plan d'assurance santé.

Dans un système où les entreprises prennent en charge l'essentiel des contrats d'assurance, les premiers pénalisés sont ceux qui quittent l'entreprise, c'est-à-dire l'ensemble des travailleurs retraités. Pour ceux-là, les primes d'assurance individuelle sont très élevées. Le programme Medicare va suppléer à la perte, dès la retraite, de l'assurance fournie par l'employeur -

pendant la vie active : la loi institue une assurance maladie par répartition financée par les actifs (employeurs, employés et travailleurs non salariés) au profit des personnes âgées de 65 ans et plus. Au cours du temps, ce programme s'est étendu aux handicapés bénéficiant d'une aide sociale et aux insuffisants rénaux chroniques dialysés ou transplantés.

Medicare comprend deux volets, A (assurance hospitalière) et B (assurance complémentaire optionnelle). Le volet B est financé par une assurance complémentaire volontaire, souscrite en général par tous les bénéficiaires de Medicare. La prime s'élève à 45,5 dollars par mois en 1998 et la franchise est de 100 dollars. S'y ajoutent des contributions de l'État fédéral.

Depuis 1997, les affiliés au programme Medicare (volets A et B) peuvent choisir un plan d'assurance santé dont le financement est couvert en proportion par les volets A et B selon le contrat choisi. Les patients Medicare peuvent opter pour un paiement à l'acte ou un réseau de soins coordonnés.

En 1997, Medicare couvre 38,6 millions de personnes, soit environ 95 % de la population concernée et dépense 6 300 dollars par assuré. Medicare ne couvre cependant que 55 % des besoins des groupes définis puisque, dans les risques couverts, la prise en charge n'est pas totale. La part des frais non couverts par Medicare est à la charge de l'utilisateur et est soit payée directement par le patient, soit couverte par une assurance complémentaire privée, soit par Medicaid si la personne est éligible à ce programme. Les assurances privées complémentaires – ou « Medigap policies » – obéissent à certains standards fixés par le gouvernement.

Le problème majeur qui obscurcit l'avenir de ce programme découle du vieillissement de la population. Le système risque d'exploser lorsque les enfants du baby-boom arriveront à la retraite. Les projections démographiques montrent une augmentation de 75 % de la population de 65 ans et plus d'ici 2025.

Medicaid est un programme financé conjointement par l'État fédéral et les États. Il se présente dès sa création comme le complément médical de programmes fédéraux fournissant déjà une aide financière aux personnes démunies, avec un intérêt spécifique pour les mères et leurs enfants, les personnes âgées et handicapées.

L'État fédéral encourage financièrement les États à participer à ce programme dont il établit les lignes directrices. La part versée à chaque État est déterminée chaque année en prenant en compte le revenu par tête dans chaque État comparé au revenu national. La part du gouvernement fédéral ne peut être inférieure à 50 % ou supérieure à 83 %.

Chaque État gère ses programmes, fixe ses propres critères d'éligibilité – dont le seuil de pauvreté –, détermine le type, le montant, la durée et l'étendue des prestations ainsi que les tarifs des prestataires.

Les États sont obligés d'offrir des services identiques à tous les bénéficiaires de Medicaid. Certaines prestations sont obligatoires (hospitalisation et médecine ambulatoire, soins infirmiers, services préventifs et curatifs axés sur l'enfant, planning familial) d'autres seulement optionnelles (médicaments, prothèses, soins dentaires...). Chaque État élabore aussi ses propres programmes d'aide dans lesquels le gouvernement fédéral n'intervient pas.

Au cours des années quatre-vingt, le programme Medicaid a été élargi aux femmes enceintes démunies, aux enfants et à certaines personnes affiliées à Medicare. L'augmentation constante du nombre d'affiliés depuis 1965, les nouvelles technologies et la participation de Medicaid dans le financement des prises en charge des longues maladies des patients Medicare ont fait exploser les coûts de ce programme, qui ne remplit pas ses objectifs et laisse de côté de nombreux groupes de personnes démunies, la couverture variant d'un État à l'autre.

Un enfant sur sept n'est pas assuré social

En 1996, Medicaid couvre 36 millions de personnes et dépense 3 400 dollars par affilié. 50 % des bénéficiaires de Medicaid sont affiliés à des réseaux de soins coordonnés de type HMO. Les enfants représentent 45 % des affiliations, mais un tiers des enfants éligibles n'y a pas accès parce que les familles ignorent leurs droits, surtout lorsqu'elles occupent des petits emplois et viennent de sortir des programmes d'assistance.

Le programme SCHIP est très récent. Il est inscrit dans le budget 1997, qui lui a alloué 24 milliards de dollars sur cinq ans, puis 40 milliards de dollars sur dix ans. Ce programme a pour cible les enfants dont les familles ont des revenus trop élevés pour bénéficier de Medicaid, mais insuffisants pour acheter un plan d'assurance santé privé. Son objectif est de diminuer le nombre d'enfants non assurés, soit aujourd'hui un enfant sur sept.

Les fonds fédéraux permettent aux États d'offrir un accès aux soins, soit par le biais d'un programme d'affiliation à un plan d'assurance soit dans le cadre de Medicaid, soit en combinant les deux stratégies. Les États s'engagent à faciliter les procédures d'affiliation (administratives, géographiques...) à Medicaid et SCHIP. Entre le 1er octobre 1998 et le 30 septembre 1999, deux millions d'enfants ont bénéficié de ce programme, dont 700 000 dans le cadre de Medicaid.

La constante régression de l'implication de l'État fédéral

depuis le début des années quatre-vingt laisse les États lutter seuls contre l'explosion des dépenses de ce programme. Pour réussir, ils ont obtenu des dérogations de l'État fédéral afin de tester de nouvelles stratégies qui consistent souvent à resserrer les critères d'éligibilité et diminuer les services couverts ; ils mettent en œuvre des politiques qui financent en priorité les services « nécessaires ». Cela les conduit à définir un « panier de soins de base », de façon à couvrir plus de monde avec les mêmes enveloppes budgétaires, ce qui aboutit inévitablement à un rationnement des services.

Les résultats

Tous les indicateurs de santé sont comparables à ceux des pays européens avec des différences internes importantes liées principalement au statut socio-économique. La couverture en praticiens et en établissements de soins est plus faible qu'en France mais équivaut à celle du Royaume-Uni.

En 1996, les dépenses de santé s'élèvent à 3 808 dollars par habitant. La part du Produit intérieur brut consacrée à la santé s'est stabilisée au cours des années quatre-vingt-dix ; elle est de 13,8 % en 1996, dont 6,3 % de dépenses publiques. Les praticiens et les hôpitaux représentent plus de 50 % des dépenses, un niveau équivalent à celui des autres pays.

Les réseaux de soins coordonnés, perçus à leurs débuts comme l'instrument idéal d'une politique de maîtrise des coûts, sont aujourd'hui très critiqués. On leur reproche de favoriser le contrôle des dépenses au détriment de la qualité des soins, principalement par un contrôle strict des références pour hospitalisation ou un examen de spécialité qui s'apparente à des refus de soins.

Problèmes d'accès aux soins

Environ 43 millions de personnes ne bénéficient d'aucun plan d'assurance. Pour 75 % des personnes non assurées en 1997, il s'agit de membres d'une famille ayant un parent assuré, employé à temps plein ou à temps partiel. En effet, les assureurs ne couvrent pas systématiquement les ayants droit.

Les autres personnes sans assurance sont des personnes au chômage ou occupant de petits emplois : pour elles, le coût individuel d'un plan d'assurance demeure dissuasif. Aujourd'hui, dans les grandes entreprises où les syndicats sont présents et actifs, une assurance maladie est toujours proposée aux travailleurs. Dans les petites entreprises de services, créatrices d'emplois, tel n'est pas toujours le cas. Aussi certains salariés hésitent-ils à changer d'emploi, de peur de perdre leur plan d'assurance santé.

À côté de ceux qui ne possèdent pas d'assurance maladie, 40 millions de personnes sont sous-assurées du fait des insuffisances de leur plan d'assurance. Les assureurs ont, au cours du temps, changé les règles. Le niveau des primes d'assurance repose désormais sur le risque individuel et non plus sur le risque réparti sur un groupe. Les assureurs modulent les prestations offertes et augmentent la participation financière de l'utilisateur. Cette part, payée par le patient sous la forme de franchise ou de ticket modérateur, incite les personnes à faibles revenus à ne consulter qu'en cas d'absolue nécessité, souvent trop tard.

L'inégalité instituée

En 1996, Medicare atteint 95 % de sa cible mais ne répond qu'à 55 % des besoins des groupes concernés, tandis que Medicaid ne couvre que 50 % des personnes qui pourraient en bénéficier. Pour essayer de régler le problème des personnes non assurées, le gouvernement fédéral est tenté d'utiliser les ressources de Medicaid. Mais couvrir plus de monde tout en conservant la même enveloppe financière ne sera possible qu'en diminuant les prestations offertes.

La bonne santé de l'économie a engendré des surplus budgétaires utilisés aujourd'hui pour diminuer les inégalités dans l'accès aux soins des personnes démunies, surtout des enfants (programme SCHIP) ou pour prévenir l'« explosion » du programme Medicare. Toutefois, cette nouvelle politique, conjoncturelle et susceptible d'être modifiée, n'infirme pas la tendance structurelle, liée au système existant.

Pour ce qui concerne les réseaux de soins coordonnés, certaines études ont montré que des discriminations existent au moment de l'affiliation des patients (procédures d'enregistrement compliquées). Elles peuvent aussi se produire lors de l'assignation d'office à des prestataires ou du contrôle que les tiers payeurs exercent sur l'accès aux spécialistes ou encore lors de la délivrance de services de moindre qualité à des patients Medicaid.

Des obstacles géographiques limitent, de surcroît, l'accès aux soins. On constate, en effet, une insuffisance médicale dans les zones urbaines défavorisées et dans certaines zones rurales. Le faible taux de remboursement des prestataires n'incite pas toujours le personnel médical à suivre des patients Medicaid et donc à s'installer dans des quartiers déshérités où la proportion des bénéficiaires de ce programme est importante.

Ces problèmes d'accès affectent essentiellement les personnes à statut socio-économique bas. La surreprésentation des minorités noires et hispaniques au sein de ce groupe impose souvent de considérer le système de protection sociale américain comme un système d'apartheid, opérant une discrimination sur des bases socio-économiques et donc indirectement sur l'appartenance ethnique.

L'augmentation des bénéficiaires des programmes fédéraux, le vieillissement de la population, le progrès des techniques médicales, l'accroissement de la demande de soins, souvent induit par les prestataires en raison de la forte densité médicale (en particulier de médecins spécialistes) contribuent, entre autres causes, à maintenir une croissance élevée des dépenses. Les projections à l'horizon 2008 prévoient que 16,7 % du PIB sera alloué à la santé.

Les politiques mises en œuvre ces trente dernières années ont, certes, ralenti la croissance des dépenses de santé, mais elles ont aussi diversifié les inégalités dans l'accès aux soins. Les personnes sortant des programmes d'assistance et occupant de petits emplois constituent les nouveaux exclus : ce sont les *working poors* ou travailleurs pauvres. Ils ont émergé ces dernières années, en partie à la suite de la mise en place de la réforme de l'aide sociale de 1996, connue sous le nom de *Workfare* (programme de retour à l'emploi pour les bénéficiaires d'une assistance). Les *working poors* ont des revenus supérieurs au seuil d'éligibilité à Medicaid, mais insuffisants pour acheter un plan d'assurance. Laissés sans protection sociale, ils ont tendance à différer les contacts avec les services de soins et arrivent souvent très tard aux urgences des hôpitaux.

La tendance qui se dégage est celle d'un système de santé à plusieurs vitesses, dans lequel le patient consomme en fonction de ses ressources. Et pourtant, tous ceux qui s'opposent encore aujourd'hui à un système national d'assurance maladie mettent en avant, pour justifier leur position, les risques liés à une « socialisation » de la médecine : gaspillage financier et inégalités dans l'accès à une médecine de qualité.

Le cas du Royaume-Uni

Un système national de santé

Le système de protection sociale anglais se situe historiquement aux antipodes du système américain. Dès le XVIIe siècle, une loi imposa un devoir d'assistance aux personnes démunies à la charge des communes. Au XIXe siècle, avec l'industrialisation, les sociétés mutualistes se développèrent parmi les travailleurs. À partir de 1834, un système d'assistance national fut instauré. Au début du siècle, une assurance nationale obligatoire pour la maladie et le chômage fut créée pour couvrir les salariés à faible revenu et, en 1942, le plan Beveridge recommanda la mise en place d'une protection sociale fondée sur quatre principes. Le principe de généralité impose une couverture contre les risques essentiels – maladie, accident, vieillesse, chômage et perte de revenus. Le principe d'universalité impose une couverture de toute la population résidente, sans conditions d'activité. Le principe d'unicité impose la gestion par l'État ou par un service public de l'État. Par ailleurs, l'uniformité des prestations en espèces est de règle.

Le système national de santé britannique (NHS, *National Health System*) voit le jour en 1948, après une loi votée en 1946. Financé par l'impôt sur le revenu, il offre un accès gratuit aux services de santé à tous les résidents, sans conditions de ressources.

Les réformes engagées depuis la mise en place de ce système ont tenté de répondre aux problèmes récurrents et aux critiques concernant la prise en charge des patients et le fonctionnement du système. La réforme de 1974 vise à une réorganisation administrative du système, celle de 1976 à une meilleure répartition des budgets entre les districts. Les deux réformes du gouvernement Thatcher, en 1983 et en 1989, modifient en profondeur le système sans toutefois le remettre en question.

En dépit de ces évolutions, le principe du NHS est resté le même, celui d'un modèle de soins avec des services de premier niveau (services ambulatoires), des services de second niveau (spécialistes et hôpitaux) et des services communautaires (soins à domicile et visiteurs de santé). Il assure toujours une couverture de tous les résidents, sans conditions d'activité, pour des services gratuits. Il est financé essentiellement par l'impôt (pour 81 %), par les cotisations à l'assurance nationale payées par les employeurs, les salariés et les travailleurs non salariés (15 %) et par les utilisateurs (4 %). Il distribue des prestations non liées à la participation au financement. Les populations démunies sont, en tant qu'assurées sociales de droit, prises en charge.

Toutefois, les assureurs privés ne sont pas absents de ce système : si 85 % des dépenses de santé sont financées dans le cadre du NHS, 15 % sont couvertes par des assurances privées. Des incitations fiscales ont favorisé l'achat de plans d'assurance santé par des entreprises, des cadres et des professions libérales. Mais la couverture des prestations demeure moins étendue que celle offerte par le système national ; le calcul des primes repose sur le risque individuel, avec une franchise et une participation financière à la charge du patient. L'assureur peut refuser une adhésion. L'achat d'un plan d'assurance santé privé n'affecte pas les droits d'accès au NHS. Ces plans d'assurance santé servent surtout d'assurance complémentaire pour des services utilisés en parallèle avec le système national de santé.

Des médecins salariés

Les médecins généralistes représentent le premier niveau de soins et contrôlent étroitement l'accès des patients aux hôpitaux et aux spécialistes. Ils sont indépendants et autonomes en termes de prescription et d'orientation. Ils sont sous contrat avec le système national et dans ce cadre suivent 1 800 à 2 200 personnes pour lesquelles ils sont rémunérés à la « capitation pondérée » (il s'agit d'une rémunération forfaitaire par patient inscrit ; cette rémunération est pondérée par des critères tels que l'âge ou la pathologie). Pour les patients ayant une assurance privée, les médecins sont payés à l'acte. Les spécialistes, pour leur part, exercent dans le cadre d'un établissement hospitalier où ils sont salariés. S'il n'y a pas urgence, le patient s'inscrit sur une liste d'attente pour une consultation de spécialité ou pour une hospitalisation.

La plupart des services sont gratuits. Il existe un « ticket modérateur » non couvert par le NHS et donc à la charge du patient, pour les médicaments et les services dentaires, dont le montant est peu élevé et donne lieu à de nombreuses exonérations. Les personnes ayant une assurance privée ont le choix de leur médecin généraliste, des spécialistes comme des établissements de soins (il existe des services privés au sein des établissements publics) ; elles évitent les listes d'attente et obtiennent de meilleurs services annexes (par exemple, l'hôtellerie). Dans ce cadre, tous les services sont payés à l'acte.

1989 : la mise en concurrence des acteurs de santé

En 1989, une réforme signe l'entrée du marché dans le système de protection sociale britannique : elle organise la compétition dans les offres de services, distingue acheteurs et vendeurs de services médicaux et introduit le concept de médecins généralistes détenteurs de budgets. Les établissements de soins sont autorisés à être gérés par des fondations (*Trusts*) et à viser l'équilibre et l'autonomie financière. Les fonds destinés à l'achat de services médicaux (surtout hospitaliers) sont alloués par le département Santé du ministère aux « acheteurs » : les médecins généralistes détenteurs de budgets (dont nous parlerons plus loin) et les agences de santé du district au travers des autorités sanitaires régionales.

Les agences de santé, responsables de la santé publique, évaluent les besoins des populations, décident des services nécessaires et de leurs volumes. Elles passent des contrats avec les praticiens de premier niveau (généralistes non détenteurs de budgets, services dentaires, ophtalmologues, pharmaciens) au nom desquels elles achètent des services essentiellement hospitaliers.

Les médecins généralistes travaillant en cabinets de groupe, avec un certain nombre d'inscrits sur leurs listes (9 000 personnes environ), peuvent devenir acheteurs. Ils reçoivent des budgets pour acheter des services pour leurs patients. Ils ne peuvent se contracter eux-mêmes. Ces acheteurs peuvent passer contrat avec les établissements de soins, privés ou publics, de leurs choix, même hors de leurs limites administratives. Ils possèdent un pouvoir de négociation pour mettre en concurrence les prestataires et assurer des services de « qualité » à leurs patients.

Tous les établissements de soins, quels qu'ils soient, peuvent décider des services à fournir et passer des contrats avec les acheteurs publics et privés de leur choix.

Les résultats

Les performances du système reflétées par les indicateurs de santé sont équivalentes à celles des autres pays. Un rapport du Bureau national des statistiques rapporte néanmoins, en 1997, des différences liées au statut socio-économique et à la précarité.

Comparé aux États-Unis et à la France, la part du PIB consacrée à la santé est plus basse, en pourcentage (6,9 %) et en volume. Le système affiche de bonnes performances au moindre coût, mais est-il vraiment plus efficace ? En réalité, il faut prendre en compte le fait que l'accès aux spécialistes, plus nombreux en France et aux États-Unis, et aux établissements de soins est strictement contrôlé par le généraliste, comme l'accès à des traitements très spécialisés. D'autre part, la couverture en lits d'hospitalisation et en praticiens est moindre. Enfin, l'offre de soins, la moins dense des pays étudiés, se trouve inégalement répartie. On constate un accès réduit dans les zones défavorisées et en milieu rural.

Le système apparaît nettement sous-financé : bâtiments vétustes, listes d'attente pour les consultations de spécialistes et la chirurgie (sauf pour les urgences), services annexes pauvres (notamment l'hôtellerie), manque chronique en lits d'hospitalisations de courte durée (surtout en pédiatrie) et en personnel médical (médecin et infirmier).

Les problèmes d'accès aux soins

Si, en droit, l'accès aux soins demeure universel, ouvert à toute la population résidente sans condition d'activité, les barrières existent néanmoins dans ce système réparti entre un secteur public fortement étatisé et un secteur privé renforcé par les réformes des années quatre-vingt.

Les problèmes d'accès aux soins des populations défavorisées sont souvent liés à la rigidité bureaucratique du système, à la mauvaise information des utilisateurs potentiels par les responsables administratifs et sociaux, à la mauvaise compréhension des droits par les personnes elles-mêmes. Les acteurs de soins de premier niveau, payés à la capitation, peuvent aussi sélectionner et donc ne pas prendre en charge cette population difficile qui risque de grever leur budget, car elle est vécue comme étant plus grande consommatrice de services.

Les listes d'attente représentent aussi un facteur d'inégalité puisqu'il est possible, en parallèle du système national de santé, de contracter des assurances privées et d'avoir un accès plus rapide aux spécialistes et aux hospitalisations. Cette inégalité s'apparente à une exclusion de fait dans certains cas de prise en charge tardive de pathologies lourdes.

Inspirée par la vision libérale du gouvernement de l'époque, la réforme de 1989 a pour objectifs la maîtrise des dépenses, l'amélioration de l'efficience du système, tout en conservant les principes d'accès universel et de qualité des soins. Cependant, les dépenses de santé ont été stabilisées sans régler les insuffisances du système lui-même. En introduisant la notion de marché, ces réformes ont fait passer le système de santé d'un modèle intégré vers un modèle contractuel éclaté en de multiples petites entreprises en compétition.

L'introduction du marché avait pour but d'offrir plus de choix au patient. En réalité, elle a conduit à accentuer l'inégalité dans l'accès aux services mais aussi devant les soins. Les hôpitaux, en compétition pour des contrats, favorisent les patients des généralistes détenteurs de fonds et ouvrent des services en fonction de leur demande. Ils sont tentés de sacrifier la qualité pour gagner un contrat. Le patient d'un médecin généraliste détenteur de fonds a plus de chance d'accéder à des services de spécialités de qualité. Ce qui rend le système discriminatoire n'est pas tant le niveau de ressources des patients que la sectorisation du dispositif.

Beaucoup de médecins généralistes ont refusé de devenir détenteurs de budgets, jugeant la bureaucratie induite par cette fonction consommatrice de temps. Les hôpitaux non viables auraient dû, à terme, fermer leurs portes, ce qui, du fait de la crise en lits d'hospitalisation de courte durée, ne s'est pas produit.

L'insuffisance des informations ne permet pas d'évaluer tous les résultats liés aux réformes des années quatre-vingt. L'arrivée d'un gouvernement travailliste en 1998 a infléchi une évolution que bon nombre qualifiaient de privatisation du NHS.

Le « nouveau NHS » ou la troisième voie du système britannique ?

Dans un Livre blanc publié fin 1997, le parti travailliste dénonce la dérive du NHS vers un système à deux étages. Il promet d'augmenter les financements, d'abolir le système des généralistes détenteurs de budgets, tout en maintenant la séparation entre acheteurs et vendeurs de soins. Le « nouveau NHS » doit rester un service public accessible à tous sans discrimination, fournissant des services de qualité. Il doit être guidé par les équipes médicales, caractérisé par le partenariat et non la compétition. Il doit aussi rendre des comptes aux utilisateurs.

À son arrivée, le nouveau gouvernement s'est donné trois ans pour la mise en place du nouveau NHS. Il s'engage, porté par la croissance économique, à augmenter les dépenses de santé pour atteindre la moyenne des pays européens en part du PIB consacré à la santé. En avril 1999, le système des généralistes détenteurs de budget est aboli et remplacé par les groupes de praticiens de premier niveau. Le budget est divisé entre les groupes qui contrôlent les décisions d'achat de services médicaux. Les contrats entre acheteurs et prestataires doivent être conclus non plus sur une base annuelle, mais pour des périodes pluriannuelles. Les établissements de soins gérés par des fondations sont incités à laisser la responsabilité budgétaire aux équipes médicales.

Différentes commissions ont été créées, pour l'amélioration de la santé, pour l'excellence des soins, avec notamment un guide des bonnes pratiques médicales et des prescriptions, pour un système d'information fiable permettant de savoir comment l'argent est dépensé.

Dans le même temps, le gouvernement décourage l'achat de plans d'assurance santé privés en supprimant les dégrèvements fiscaux, en n'autorisant plus de transferts de patients du public vers le privé, et en instaurant des organismes de contrôle différents entre public et privé. Cela n'empêche pas les collaborations entre systèmes public et privé d'exister.

Le cas de la France

À la charité et la bienfaisance à l'adresse des personnes démunies succèdent, au XIXe siècle, les sociétés de secours mutuels. À la fin des années vingt sont promulguées les lois sur les assurances sociales obligatoires pour des salariés aux revenus inférieurs à un certain plafond. Après la guerre, les ordonnances de 1945, préparées par le Conseil national de la résistance, mettent en place un système de protection sociale collectif et solidaire dont l'objectif est de couvrir à terme toute la population, mais dont les fondements reposent sur l'activité professionnelle.

La Sécurité sociale est le pivot de la protection sociale mais ne couvre pas l'ensemble des domaines de la protection sociale. Elle est divisée en branches (famille, santé, vieillesse..) et en régimes, liés aux catégories professionnelles. Elle repose sur la solidarité professionnelle et instaure un régime d'assurances obligatoire et contributif.

La branche maladie couvre les charges liées à la maladie, à l'invalidité, aux arrêts de travail, aux accidents du travail et maladies professionnelles. La couverture du risque maladie est réalisée, dans un premier temps, par une assurance sociale qui instaure une couverture de base obligatoire pour la population active, puis par une assurance volontaire personnelle pour les non-actifs. L'assurance maladie assure les services nécessaires en rendant les utilisateurs solvables et apporte des revenus de substitution. Les cotisations sont proportionnelles aux revenus, payées par les employeurs, les travailleurs salariés et non salariés ; les prestations sont conditionnées au versement des cotisations et versées en espèces (les allocations) et en nature (les soins).

La mise en place de l'assurance maladie obligatoire a été réalisée de façon progressive dans toutes les branches d'activité, ce qui explique la multiplicité des régimes existants. Elle couvre aujourd'hui les travailleurs salariés, les travailleurs agricoles, les professions indépendantes, des régimes spécifiques (fonctionnaires, Chemins de fer) et le régime des cultes.

L'assurance maladie est gérée par une Caisse nationale d'assurance maladie (CNAM de droit public) et des caisses primaires (de droit privé), qui payent les prestataires et/ou remboursent le patient. Ces caisses sont des organismes autonomes responsables, en théorie, de leur équilibre budgétaire. Des représentants des employeurs et des employés (système paritaire) en assurent la gestion sous contrôle gouvernemental. Le tarif des honoraires des praticiens et des services sont négociés par les Caisses d'assurance maladie et les syndicats de prestataires sous la supervision du ministère des Affaires sociales. Les Unions régionales des Caisses d'assurance maladie, instaurées par la réforme de 1996, établissent des structures inter-caisses et inter-régimes pour faciliter la régulation des dépenses de santé.

Les prestations partiellement ou non couvertes par l'assurance maladie obligatoire ainsi que les services spécifiques (hôtellerie...) demeurent à la charge des patients. Cette part, complémentaire de l'assurance maladie, appelée ticket modérateur, a considérablement augmenté avec le temps et varie en fonction des prestations. Elle est aujourd'hui importante en médecine ambulatoire (25 % pour le médecin et 30 à 60 % pour les médicaments) et pour les soins dentaires et optiques. Il existe des exemptions du ticket modérateur, en cas de longue maladie par exemple. Cette part peut être couverte par des assurances privées à but lucratif ou non lucratif (mutuelles). L'affiliation y est volontaire. Les primes sont liées aux prestations, qui sont définies par contrat et fondées sur le risque individuel et le niveau de couverture choisi. Les primes sont payées soit par l'individu, soit plus généralement par l'employeur (assurance collective).

L'État prend en charge directement la couverture par l'assurance maladie de ses employés et des impôts et taxes (tabac, alcools...) sont affectés au financement du système de santé. La

Contribution sociale généralisée (CSG), introduite en 1991 et élargie en 1996, reposant sur l'ensemble des revenus, vise à remplacer à terme le système actuel des prélèvements des cotisations sociales. Le financement actuel de la CNAM est assuré à hauteur de 55 % par les cotisations venues des entreprises et des salariés, 35 % de la CSG et 10 % de l'État. En 1995, les dépenses de santé sont couvertes à hauteur de 71,6 % par l'assurance maladie, 6,3 % par les mutuelles, 3,6 % par l'État et 18,5 % par l'utilisateur.

La presque totalité de la population est couverte par l'assurance maladie obligatoire : assurés et ayants droit. Un système d'aide médicale a été mis en place pour les personnes non éligibles, les cotisations (régimes de base et régime complémentaire) étant payées par les collectivités locales et/ou l'État. Depuis 1974, il était possible de s'assurer de façon individuelle auprès des caisses d'assurances maladie sans condition d'activité. Les cotisations de cette assurance individuelle pouvaient être prises en charge par les systèmes d'aides sociales dans le cadre de l'aide médicale. Deux réformes ont profondément modifié cette aide médicale : la réforme de 1992, mais surtout la loi sur la Couverture maladie universelle (CMU), votée en 1999, qui met en place une couverture obligatoire pour tous les résidents.

La pratique médicale privée demeure prépondérante : 70 % des praticiens exercent en libéral. Elle se fonde sur le libre choix dans l'accès aux services ambulatoires (médecins généralistes et spécialistes, soins à domicile, pharmaciens), à l'hospitalisation (publique ou privée), à la liberté d'installation et de prescription du praticien.

Dans les services ambulatoires, le patient choisit librement son praticien, paie directement les actes et les médicaments. Il est remboursé par la Caisse d'assurance maladie, mais participe financièrement sous la forme du « ticket modérateur ». Seul l'hôpital permet à l'assuré d'être dispensé de l'avance des frais, de même que les rares centres de soins municipaux existant en France où le patient ne paie que le ticket modérateur.

Les praticiens libéraux peuvent choisir de passer un contrat avec les Caisses d'assurance maladie qui, pour leur part, ne peuvent refuser de « conventionner » un praticien qui en fait la demande : 97 % des praticiens sont ainsi conventionnés. Ils peuvent choisir d'exercer en secteur 1 (avec des honoraires conventionnés compensés par des avantages retraite et maladie pour le praticien) ou en secteur 2 (avec des honoraires libres) avec remboursement du patient sur la base des tarifs conventionnés. Les Caisses d'assurance maladie suivent l'activité des praticiens, mais n'ont pas autorité pour peser sur le volume des actes effectués ou les lieux d'exercice.

Le patient a le choix d'être hospitalisé en établissement de soins public ou privé. L'hospitalisation privée (29 % des lits) comprend des établissements à but non lucratif et lucratif. Les praticiens sont payés à l'acte et les établissements reçoivent un prix de journée forfaitaire par patient hospitalisé. L'hospitalisation publique (71 % des lits) comprend des hôpitaux publics et des hôpitaux privés à but non lucratif mais participant au service public hospitalier. Les praticiens sont généralement salariés. Les hôpitaux reçoivent une dotation globale, un budget alloué chaque année calculé à partir des dépenses rétrospectives. Il existe, à l'intérieur de l'hôpital, un secteur privé limité où les praticiens sont payés à l'acte. Les budgets des services ambulatoires sont désormais gérés par la CNAM, ceux des établissements de soins publics et privés par le gouvernement.

Les résultats

Les indicateurs de santé, reflets de l'état de santé de la population, sont voisins de ceux des autres pays industrialisés. Comme dans ces pays, les inégalités d'espérance de vie sont liées au statut socio-économique.

La couverture de la population en lits d'hospitalisation et en praticiens s'avère plus élevée que dans les autres pays étudiés, avec, toutefois, des inégalités dans leur implantation géographique : densité plus faible en zones rurales et en zones urbaines défavorisées et densité des praticiens en secteur 1 plus faible dans les grands centres urbains.

En 1996, environ 10 % du PIB est consacré à la santé. La France occupe la troisième place après les États-Unis et l'Allemagne, mais la deuxième si l'on inclut les frais de gestion. La tendance depuis les années soixante est à l'augmentation régulière des dépenses rapportées à la richesse nationale.

Il y a un déficit récurrent de l'assurance maladie obligatoire liée au régime général. Les cotisations des employés, des employeurs et des travailleurs non salariés, qui constituent l'essentiel de ses recettes, ont diminué avec la crise économique, en raison de l'augmentation du chômage, qui est parmi les plus élevés des pays industrialisés.

Cette baisse des recettes s'est accompagnée d'une augmentation des dépenses. Outre les causes classiques d'inflation des dépenses que sont le vieillissement de la population, l'évolution des profils de morbidité (maladies chroniques), les comportements vis-à-vis de la maladie et des personnes âgées, les technologies médicales, causes sur lesquelles l'État a peu de contrôle, il existe des raisons plus structurelles liées au système. Selon un rapport de l'OCDE, « le modèle combine des principes socialistes, régime national d'assurance maladie, et des principes libéraux, médecine privée dite libérale. Ce mariage est coûteux et structurellement inflationniste, car ces deux principes portent en eux les germes de l'expansion des services et donc l'augmentation des dépenses [2] ».

Les multiples réformes engagées au cours des trois dernières décennies ont toutes visé à équilibrer dépenses et recettes, soit en recherchant de nouveaux financements par l'augmentation des cotisations, soit en limitant les dépenses par la diminution des prestations et l'augmentation de la part payée par l'utilisateur.

La réforme de 1996 (lois Juppé) a tenté d'aller plus loin et proposé des réformes d'ordre structurel. Le Parlement fixe les objectifs et le budget alloué aux dépenses de santé, ainsi que le taux de croissance annuel. En ce qui concerne le financement, on a transféré une partie des cotisations d'assurance maladie sur la Contribution sociale généralisée, dont une partie est soumise à l'impôt. Cette réforme maintient, cependant, un système potentiellement inflationniste : paiement à l'acte, offre de soins importante, non-contrôle du volume des actes même si l'accroissement des dépenses est fixé par le Parlement. Des sanctions (remboursement collectif du dépassement) ont tout d'abord été prévues pour les dépassements des enveloppes financières allouées, mais le gouvernement a dû y renoncer devant le refus de l'ensemble du corps médical.

Les problèmes concernant l'accès aux soins

La multiplicité des régimes d'assurance maladie favorise les ruptures entre deux systèmes : en France, on change de droit à chaque modification de statut, de travail, de revenu. Ces changements incessants des conditions de l'exercice du droit favorisent les délais de carence et les périodes de non-droit, en particulier pour les populations les plus précaires.

Les problèmes d'accès aux soins affectent d'abord les populations inactives, exclues de l'assurance maladie obligatoire et ne pouvant avoir accès aux soins que par le biais d'une assurance personnelle. Le système de l'assurance personnelle est compliqué, le dispositif d'aide médicale particulièrement archaïque, puisque, pour l'obtenir, il faut être déjà malade. L'ensemble du système est complexe et discontinu, mal compris des Caisses et des assurés eux-mêmes, qui méconnaissent souvent leurs droits, et se heurtent à des services administratifs et médicaux potentiellement générateurs d'exclusion.

Dans les années quatre-vingt, alors que le système de soins français s'autoproclame le meilleur du monde, le nombre des personnes qui en sont exclues augmente avec la crise économique, et leur visibilité, qui devient évidente, se trouve à l'origine de la réforme de 1992. Cette réforme a permis la réintégration dans le droit commun de la plupart des situations d'exclusion. La loi de 1992 modernise, en effet, le système obsolète de l'aide médicale en la transformant en un droit préventif, que l'on peut exercer dans n'importe quelle situation et non pas seulement « à la demande », lorsqu'on est malade. Elle le définit comme un droit familial, en transférant le principe d'« ayant droit », propre à l'assurance maladie, dans le modèle de l'aide sociale. Enfin, elle garantit, pour certains groupes de population, un examen accéléré des ressources, permettant l'admission rapide à l'aide médicale.

En revanche, la loi de 1992 laisse la charge de l'aide médicale aux collectivités territoriales. Ce choix de la décentralisation a contribué à la persistance de certaines difficultés au cours des années quatre-vingt-dix : inégalité d'application de la loi sur le territoire, critères d'éligibilité variables en fonction des départements. En matière d'aide sociale, il suffit de changer de département pour changer de droit, surtout si l'on est pauvre....

La loi CMU : un droit à la couverture complémentaire

La loi de Couverture maladie universelle va plus loin en s'attaquant aux règles qui régissent la couverture de base : être assuré social devient un droit lié à la seule condition de résidence en France. Actif ou inactif, un résident régulier est affilié immédiatement et sur simple déclaration au régime général. Toute personne résidente est présumée assurée sociale et le demeure : on ne peut plus radier quelqu'un de l'assurance maladie, même s'il n'est plus à jour de ses cotisations. La loi CMU coupe ce qui restait du cordon ombilical reliant activité professionnelle et assurance maladie.

En ce qui concerne la couverture complémentaire, la loi CMU procède essentiellement à une nouvelle centralisation en déclarant que la couverture complémentaire des plus pauvres est à la charge de l'État, sur la base d'un barème national et d'un droit unique valable sur tout le territoire. La loi met en place un véritable droit à la couverture complémentaire pour 10 % de la population. Elle fait passer le nombre de bénéficiaires de soins médicaux gratuits de 2,5 à 6 millions de personnes. Un système d'aide médicale reste en place pour les étrangers résidents expulsables : tous les autres, dès lors qu'ils fournissent la preuve d'une convocation ou d'un simple rendez-vous en préfecture, sont présumés en situation régulière. Là aussi, la loi fait rupture avec le système précédent.

En mettant en place un droit à la couverture complémentaire et en confiant l'instruction de ce droit au service public *via* les Caisses primaires d'assurance maladie, en inscrivant dans la loi l'existence d'un contrat d'assurance gratuit pour les plus pauvres, financé par la solidarité, la loi CMU est accusée de mélanger les genres et de confier à l'État ce qui est du ressort des assureurs privés. La loi prend pourtant acte de ce que tous les gouvernements découvrent en finançant la protection sociale des plus pauvres : pour eux, la couverture complémentaire n'est pas un complément, elle est la condition même de l'exercice de leurs droits à la couverture de base. À moins d'accepter l'exclusion des soins qui en résulte, on ne peut confier l'accès aux soins des plus pauvres aux lois du marché. Toutefois, la faiblesse de la loi CMU est de ne pas penser l'aval du système : au-dessus du fameux barème de prise en charge, aucune aide n'est proposée à ceux qui ne sont ni très pauvres ni très riches. L'effet de seuil est caricatural. Pour être complète, la révolution que représente la loi CMU aurait dû instituer une aide légale à la complémentaire.

Les personnes assurées sociales à statut socio-économique bas ne peuvent acheter une couverture maladie complémentaire, à titre individuel. Cette population a augmenté ces dernières années, en raison des hausses successives des cotisations à l'assurance maladie, qui affectent davantage les bas revenus, de la diminution des remboursements de la couverture de base et du coût d'une assurance complémentaire. Ne pouvant assumer l'avance des frais des consultations médicales, des examens comme des médicaments, ces personnes s'autoexcluent des services de santé, retardant des consultations souvent nécessaires.

Les inégalités dans l'implantation géographique des praticiens et des établissements de soins engendrent aussi des exclusions. Les frais liés aux déplacements pénalisent les personnes à bas revenus en situation de précarité. De même, le secteur 2 a abouti à la pénurie de spécialistes en secteur 1 dans les centres des grandes villes, instituant aussi une barrière financière dans l'accès aux soins.

Évolutions comparées des systèmes d'assurance maladie

L'évolution des systèmes de protection sociale de l'après-guerre à nos jours est marquée, quel que soit le pays, par une véritable rupture, survenue au cours des années soixante-dix, que d'autres qualifient de prise de conscience.

La croissance économique et le plein-emploi ont, dans un premier temps, suscité le développement des services de santé en quantité (croissance en volume) et en qualité (prestations offertes), favorisé en cela par l'accès à des assurances maladie publiques ou privées. Aux États-Unis, des incitations fiscales ont favorisé l'achat de plans d'assurance santé privés, contractés individuellement ou dans le cadre de l'entreprise. En France, une assurance maladie obligatoire a d'abord couvert les salariés puis s'est lentement étendue à tous les secteurs professionnels. Dans ces deux pays, le « droit commun » couvre la population active, ceux qui en sont exclus étant pris en charge dans des programmes d'aide ou d'assistance médicale mis en place de façon progressive. Le Royaume-Uni, de son côté, a fait d'emblée le choix de l'universalité et donc d'une couverture maladie étendue à l'ensemble de la population.

Le premier choc pétrolier, au début des années soixante-dix, a marqué la fin du boom économique de l'après-guerre et le ralentissement de la croissance. On a commencé à s'interroger sur le coût et l'efficacité de la protection sociale et des services de santé : la recherche de l'efficience et la maîtrise des dépenses sont devenues de fait des priorités, voire des préalables à toute politique. Ces réformes ont produit des résultats variables en fonction du modèle existant.

On note une évolution similaire, mais d'ampleur différente, entre les États-Unis et la France. Le nombre de personnes entrant dans « le droit commun » a diminué avec le ralentissement de l'économie, ce qui a augmenté le nombre de personnes exclues et entraîné l'actualisation et l'élargissement des programmes d'aide et d'assistance.

Aux États-Unis, devant l'augmentation des dépenses de santé, les assureurs privés, qui protègent deux tiers de la population contre le risque maladie, réagissent en étant plus sélectifs dans les risques assurés. Ils augmentent les primes et la participation financière de l'individu qui, en 1995, couvre 23,5 % des dépenses de santé. Le coût d'un plan d'assurance est pour beaucoup dissuasif et les prestations souvent insuffisantes. Les assurances sociales comme Medicare couvrent 95 % de sa population cible, mais seulement 55 % de ses besoins, nécessitant l'achat d'assurances complémentaires dont les primes varient en fonction des prestations choisies. Le programme Medicaid n'a cessé de s'étendre depuis sa création en 1965, mais cet élargissement s'accompagne, dans beaucoup d'États, d'une diminution des prestations offertes ; malgré cette extension, Medicaid laisse de côté un nombre croissant de personnes qui n'ont, de fait, aucun accès aux soins. Une nouvelle catégorie d'exclus a ainsi émergé avec la croissance de l'économie, les *working poors* qui ne sont éligibles à aucun programme fédéral, mais ne peuvent payer un plan d'assurance ou achètent une assurance insuffisante. On estime au total à environ 80 millions les personnes qui ont un accès partiel ou pas d'accès du tout à une assurance maladie quelle qu'elle soit.

En France, l'assurance maladie obligatoire a évolué au cours des trente dernières années. Elle est devenue inégalitaire : les cotisations ont augmenté, alors que le remboursement des prestations a diminué, ce qui a majoré, de fait, la participation financière des particuliers qui couvre, en 1996, 18,5 % des dépenses de santé. Des contrats d'assurances, souscrits auprès de compagnies privées à but lucratif ou non lucratif, sont désormais nécessaires pour couvrir la part non prise en charge par l'assurance maladie. Les primes varient selon le risque individuel et les prestations souscrites dans le contrat, et sont généralement payées par l'employeur. Dans le même temps, l'aide médicale s'est étendue. Menée sous la pression du nombre croissant de personnes touchées par la crise économique et exclues de l'assurance maladie, la modernisation de la loi sur l'aide médicale, en 1992, a permis de remédier à la majorité des situations d'exclusion. La loi CMU est allée plus loin en octroyant une couverture maladie de base à toute personne résidente sans conditions de ressources et le droit à une couverture complémentaire gratuite pour les plus démunis. Aujourd'hui, les phénomènes d'exclusion radicale des soins sont en voie de disparition. En revanche, l'inégalité devant les soins gagne un nombre croissant de personnes assurées sociales, pas assez pauvres pour bénéficier d'une couverture gratuite et pas assez riches pour avoir accès à une complémentaire privée, une situation qui s'apparente à celle des *working poors* américains.

Au Royaume-Uni, l'universalité du NHS n'a pas été remise en question, mais son monopole a été battu en brèche par les réformes des années quatre-vingt. La vision libérale des gouvernements conservateurs des années quatre-vingt et quatre-vingt-dix a entraîné un moindre investissement dans le NHS, avec, comme conséquences, des listes d'attente interminables pour les consultations de spécialistes, des difficultés d'accès aux services de spécialité, des établissements de soins non rénovés, ainsi qu'une crise dans la disponibilité en lits d'hospitalisation et en personnel médical et paramédical. Néanmoins, les situations d'exclusion des soins demeurent quasi inexistantes, puisque tout résident est assuré social ; en revanche, des inégalités devant les soins apparaissent dans la mesure où l'achat d'une assurance privée permet d'éviter les listes d'attente.

Quel que soit le pays considéré, la densité des praticiens est faible dans les zones rurales ou les zones urbaines défavorisées. La répartition géographique des services de santé peut donner lieu à des exclusions en induisant des dépenses supplémentaires pour les utilisateurs les plus défavorisés, qui paient davantage en temps et en transport pour accéder aux services. En France, la prédominance des praticiens en secteur 2 dans les grands centres urbains va limiter le choix, voire l'accès à des services.

Dans tous les pays, la complexité d'un système peut aussi dissuader l'utilisateur de faire valoir ses droits et inciter l'administration à adopter une attitude discriminatoire devant une personne qui bénéficie d'aides sociales, ce qui contribue à la maintenir à distance du système de soins. Que les obstacles soient financiers, géographiques ou administratifs, ils pénalisent principalement les personnes à bas revenus alors que, quel que soit le pays, des études ont montré une relation proportionnelle directe entre statut socio-économique bas et mauvais état de santé, en dehors d'autres déterminants tels que le logement ou l'hygiène de vie. L'exclusion des personnes démunies, au-delà des drames humains qu'elle provoque, engendre, en réalité, plus de dépenses lourdes pour des patients qui vont différer des soins essentiels et consulter plus tardivement avec des pathologies évoluées.

***

Aucun des trois pays considérés ne peut proposer à un ouvrier la même espérance de vie que celle d'un cadre supérieur. Cette inégalité fondamentale, celle du statut socio-économique et des modes de vie, n'est pas seulement liée aux performances du système de soins. En effet, un système de protection sociale, quel qu'il soit, pourrait se fixer pour objectif de réduire cette inégalité, en investissant, par exemple, dans le secteur préventif. Néanmoins, les systèmes de protection sociale examinés ici ignorent purement et simplement cette réalité et s'attaquent exclusivement aux inégalités d'accès aux soins curatifs.

Les réformes mises en place dans les pays industrialisés ont permis d'obtenir une amélioration de la santé des populations. Si l'on s'en tient simplement aux indicateurs de santé les plus courants – mortalité brute, mortalité infantile, espérance de vie à la naissance et à 60 ans –, les résultats obtenus sont parmi les meilleurs du monde, et sont comparables dans les trois pays considérés.

Qu'en est-il de la maîtrise des dépenses de santé ? Dans ce domaine, les résultats apparaissent mitigés. Si on prend le Royaume-Uni (RU) comme référence, le pourcentage du PIB alloué à la santé est, en 1996, de 2 RU aux États-Unis et de 1,4 RU en France. La part publique des dépenses de santé au Royaume-Uni est donc le double de celle des États-Unis. Cela ne signifie pas que le système de santé britannique soit le plus performant. Certes, la participation importante du service public aux dépenses de santé a permis au gouvernement britannique de mieux maîtriser ces dépenses, mais si les impôts n'ont pas augmenté, l'investissement dans le NHS n'a pas été à la hauteur des besoins.

L'ensemble de ces données doit toutefois être lu avec prudence. Ainsi, il n'existe pas de relation proportionnelle directe entre la part du PIB allouée à la santé et les indicateurs de santé (*cf.* tableaux p. 290). Mais le caractère globalisant de ces indicateurs doit inciter à nuancer cette affirmation. Les indicateurs ne donnent qu'une image « moyenne » d'une population. Ils ne disent rien des inégalités socio-économiques. Et pourtant, « le plus grand ennemi de la santé est la pauvreté [3] », explique un rapport sur la pauvreté au Royaume-Uni en 1997.

On touche là les limites de la logique économique qui a sous-tendu les réformes des systèmes de santé. Il y a des inconvénients à ramener le système de santé à un système de production classique, dont l'ensemble des moyens et des activités a pour fonction « la production de la santé » mesurée en « années de vie gagnées ». Le débat sur les réformes à conduire a toujours été envisagé sous cet angle purement économique, voire comptable, ce qui a engendré des inégalités devant les soins. Le concept d'assurance contre le « risque maladie » laisse place au concept de risque tout court et à la seule estimation de son coût. Dans ce système, s'affrontent les intérêts des assurés, qui sont les utilisateurs et expriment une demande de soins, ceux des professionnels qui gèrent l'offre de soins, des payeurs (assureurs publics ou privés). La maladie, la vieillesse, deviennent des risques ordinaires, soumis à la même analyse et aux mêmes critères d'évaluation que le risque incendie ou le dégât des eaux. La tentation n'a jamais été aussi grande, pour les États, de laisser s'affronter librement l'offre et la demande et de laisser faire la loi du marché, sans mettre en place le moindre système de régulation.

Mais aucun gouvernement n'est prêt à assumer entièrement cette position, s'agissant de la santé de ses concitoyens : partout le choix est fait du maintien d'une part publique des dépenses de santé. Cette part publique des dépenses impose à l'État d'être un gestionnaire. En tant que tels, les États cherchent donc l'équilibre entre une demande de soins qui explose, des ressources en diminution et des contraintes budgétaires. Ils augmentent les recettes tout en évitant d'alourdir le coût du travail par un accroissement excessif des cotisations, des primes ou des impôts, qui serait préjudiciable aux entreprises et par là même à la croissance dans une économie mondialisée.

Ces réformes ont produit, en fonction du modèle existant, soit un investissement insuffisant dans le système de soins, soit une augmentation du coût de l'assurance maladie et une participation financière, sans cesse accrue, des utilisateurs. Il en est résulté une montée des exclusions et des inégalités devant les soins, sans réduction notable des dépenses de santé. Dans tous les cas, l'État a joué un rôle de régulation, qui tente non pas tant d'éviter la privatisation du système de soins que de la contenir.

Les États-Unis sont sûrement les plus affectés, en raison même de l'organisation et du financement de leur système de soins. Les assureurs privés font jouer la loi du marché, qui ne tient pas compte de la solidarité entre haut et bas revenus, entre bien-portants et malades. Dans ce marché de l'assurance, on paie en fonction de la couverture choisie et conséquemment de ses ressources. La sélection des risques alimente l'exclusion, sans pour autant améliorer la maîtrise des dépenses de santé. Les risques non assurables sont laissés délibérément de côté ou confiés à la puissance publique (Medicare et Medicaid). Le risque lourd est ainsi socialisé ou à la charge de la charité institutionnelle. De même, les nouvelles filières de soins, dans lesquelles l'assureur pèse à la fois sur l'offre et sur la demande de soins pour mieux maîtriser les dépenses, ont eu des effets secondaires discriminatoires : dans les réseaux de soins coordonnés aux États-Unis, les tiers payeurs agissent en tant qu'entrepreneurs de soins, responsables d'une filière de services pour leurs assurés. Ils reçoivent une rémunération forfaitaire de la part de « payeurs en dernier ressort » que sont l'État ou les entreprises. Les effets discriminatoires potentiels de ces systèmes sont aujourd'hui connus.

La France, après une modernisation tardive de l'aide médicale et grâce à la Couverture maladie universelle, offre désormais une couverture maladie complète à ceux qui étaient exclus du droit commun. L'inégalité devant les soins affecte aujourd'hui des assurés sociaux qui ont recours à des assurances privées pour couvrir la part non prise en charge par l'assurance maladie obligatoire. Ces assurances privées, à but lucratif ou non lucratif, sélectionnent les risques et assurent une couverture en fonction des ressources. Leur coût peut être dissuasif pour des personnes ayant des bas revenus.

Au Royaume-Uni, enfin, l'insuffisance d'investissement dans le NHS a retenti sur la qualité des services et provoqué des inégalités devant les soins. L'introduction du marché portait en lui les germes d'un système à deux étages.

Les réformes les plus récentes sont toutes mises en place dans des contextes de reprise de la croissance et de baisse du chômage. Indiquent-elles un changement de tendance ?

La France s'est rapprochée du système existant au Royaume-Uni en instaurant une couverture de base à toute personne résidente sans conditions de ressources. Fondée, au départ, sur la solidarité professionnelle et contributive, l'assurance maladie a ainsi évolué, avec la CSG, vers un financement par l'impôt et la solidarité nationale et, avec la CMU, vers l'universalité de la couverture maladie de base. On aboutit à un accès égal pour tous à une base de services donnés : en conséquence, le système apparaît équitable. Néanmoins, l'accès à une couverture complémentaire reste soumis à contrat et varie avec le niveau des ressources. Seuls les plus pauvres sont protégés de cette logique *via* la loi CMU.

Mais qui décide, et sur quels critères, des services qui relèvent de la couverture de base (notamment le panier de soins de base) et du champ d'application de la solidarité nationale ? D'autre part, quelles sont les garanties pour éviter l'écrémage pratiqué par les assureurs, lors de l'achat de contrats d'assurance complémentaire ?

Au Royaume-Uni, le nouveau NHS a pour objectif de rattraper le retard dans les investissements nécessaires pour moderniser le système en vue d'améliorer la qualité des services. Il faudra trouver des ressources supplémentaires, soit en accroissant la participation financière de l'utilisateur, soit en augmentant les impôts et, donc, en faisant payer les contribuables. La question est de savoir si cette politique pourra être maintenue dans la durée. Aux États-Unis, l'extension de Medicaid, l'amélioration de Medicare et le programme SCHIP, réduisent mais n'éliminent pas les inégalités et de nouvelles catégories d'exclus apparaissent. Il ne s'agit donc que du traitement symptomatique d'un problème structurel.

L'analyse des résultats des réformes entreprises montre que si la tentation reste forte de considérer la santé comme un marché parmi d'autres, où l'on consommerait des soins en fonction de ses ressources, aucun gouvernement ne prétend que la seule loi du marché soit suffisante pour réguler l'offre et la demande de soins, et n'est prêt à en assumer les conséquences en termes d'exclusion et d'inégalité.

Mais si l'État est seul aux commandes du système de protection sociale, il rencontre rapidement des difficultés majeures pour financer le dispositif, qui perd aussi en souplesse et en capacité d'évolution. Seuls le cofinancement et la cogestion du dispositif de protection sociale par des partenaires multiples semblent viables. En France, le modèle de gestion dite « paritaire » se trouve pourtant fortement menacé par les pressions des assureurs privés, qui estiment que le système est cher et mal géré.

Aux États-Unis, rien ne permet de garantir à un patient qui consulte la même qualité de soins qu'à un autre patient. Au Royaume-Uni, si le gouvernement travailliste ne parvient pas à mener à bien son plan de réforme, ce même patient ira peut-être grossir les rangs de ceux qui font la queue pour une simple opération de la hanche. À moins que ses ressources ne lui permettent d'avoir recours aux systèmes de soins privés. C'est en France qu'il aura le plus de chance d'avoir accès à des soins de qualité ; mais s'il n'a qu'un petit salaire pour vivre, il devra différer certains soins, voire y renoncer, car il n'est pas assez pauvre pour être inclus dans le champ de la solidarité, et pas assez riche pour s'adapter au marché de l'assurance.

Combien nos sociétés sont-elles prêtes à payer pour les personnes démunies, les personnes âgées à risque de consommation médicale élevée, les personnes atteintes de longue maladie ou ayant besoin de traitements coûteux ? Ni l'examen des indicateurs de santé, très bons dans les trois pays, ni les problèmes de maîtrise des dépenses ne permettent de répondre à cette question. En matière de protection sociale, aucun gouvernement ne peut éluder ses choix et prétendre qu'ils lui sont dictés par les seules règles économiques. L'analyse comparée des différents systèmes et de leur évolution montre qu'aucune règle économique n'est irréfutable en la matière. La longue suite des réformes engagées dans chaque pays pour modeler et remodeler le système d'assurance maladie apporte la preuve que non seulement chaque gouvernement doit faire ces choix, mais qu'il doit aussi en permanence les refaire. Car entre l'assurance et l'assistance, la solidarité et la loi du marché, le contrôle des dépenses et la qualité des soins, la dialectique est permanente. Chaque gouvernement essaie de repousser les limites de ses propres choix, voire d'introduire au sein du système des éléments contradictoires qui viendraient annuler les effets pervers de cette dialectique. En matière d'assurance maladie, si le choix de la solidarité permet d'éviter l'exclusion des plus pauvres, il aboutit aussi à faire payer les plus riches. Un tel choix restaure un peu d'égalité devant le système de soins, mais ne règle pas le problème : les inégalités restent très voyantes. Par ailleurs, le reste du cadre économique n'est pas un cadre solidaire. Le choix de la solidarité reste donc peu satisfaisant sur le plan politique et fragile sur le plan économique. C'est pourtant la seule garantie présente et à venir d'un accès aux soins possible pour les populations les plus vulnérables.

Quelques chiffres

Indicateurs démographiques généraux

	États-Unis	France	Royaume-Uni
Population (en millions)	263,057	58,141	58,613
% de la pop. âgée de 65 ans et plus	12,7	15,1	15,7

(source : OMS, OCDE, 1995-1996)

Indicateurs de santé

	États-Unis		France		Royaume-Uni	
	F	H	F	H	F	H
Espérance de vie à la naissance	79,2	72,4	81,9	74,3	79,7	74,2
Espérance de vie à 60 ans	22,9	18,9	24,9	19,7	22,4	18,3
Mortalité infantile	7,8		4,9		6,1	
Mortalité brute	8,7		9,1		11,1	

(source : OCDE, 1994-1995)

* Espérance de vie en années.
* Mortalité infantile : nombre de décès pour la première année de vie pour 1000 naissances vivantes (chiffres de 1996).
* Mortalité brute : nombre de décès pour 1000 habitants.

Professions de santé et hôpitaux

Nombre de médecins pour 1000 habitants

	1986	1997
États-Unis	2,3	2,6
France	2,3	3
Royaume-Uni	1,4	1,7

Nombre de lits d'hospitalisation pour 1000 habitants

	1986	1996	
États-Unis	5,4	4	
France	10,3	8,7	
Royaume-Uni	7,2	4,5	(source OCDE)

Indicateurs économiques

	États-Unis	France	Royaume-Uni
1. Taux de chômage	5,3	12,4	6,7
2. Dépenses de santé (% du PIB)	13,6	9,8	6,9
3. Dépenses de santé (hab./an)	3898	2002	1317
4. Part du patient en %	23,3	18,8	5

(source OCDE)

1. Chômage en pourcentage de la population active totale (1996-1997).
2. Dépenses totales de santé en pourcentage du PIB (1996).
3. Dépenses totales de santé par habitant et par an à parité de pouvoir d'achat en dollars (1996).
4. Participation financière de l'utilisateur en pourcentage des dépenses totales de santé (1996).

Évolution de la part des dépenses totales de santé
(en % du PIB)

	1960	1980	1986	1996
États-Unis	5,3	9,2	10,8	13,8
France	4,2	7,6	8,5	9,8
Royaume-Uni	3,9	5,8	5,9	6,9

(Source : OCDE, *Statistiques de santé*)

Part publique dans les dépenses totales de santé

	États-Unis	France	Royaume-Uni
En % du PIB (1986)	4,4	6,5	5
En % du PIB (1996)	6,3	7,3	5,8
En % des dépenses totales de santé (1996)	44,4%	74,5%	84%

(Source : OCDE)

Références bibliographiques

Les ingénieurs des corps

1. Lévi-Strauss (C.), dans « Introduction à l'œuvre de Marcel Mauss », *Sociologie et anthropologie*, Paris, PUF, 1973.
2. Lecourt (D.), « De l'ordre médical (à propos d'une peur moderne) », *Agora*, hiver 1990-1991, n° 16.
3. Canguilhem (G.), *Le Normal et le Pathologique*, Paris, PUF, 1966.
4. Rosanvallon (P.), *L'État en France de 1789 à nos jours*, Paris, Le Seuil, 1990.
5. Fassin (D.), *L'Espace politique de la santé*, Paris, PUF, 1996.
6. Canguilhem (G.), *op. cit.*
7. Lecourt (D.), *op. cit.*
8. Rosanvallon (P.), *op. cit.*
9. Fassin (D.), *op. cit.*

Le péril fécal

1. Gentilini (M.) *et al.*, *Médecine tropicale*, Paris, Flammarion, 1986, p. 13.
2. Cité par Gonac (C.) *et al.*, dans *Les Politiques de l'eau en Afrique*, Paris, Economica, 1985, p. 165.
3. Notes de terrain, Phnom Penh (octobre 1997).
4. Douglas (M.), *De la souillure, essai sur les notions de pollution et de tabou*, Paris, Maspero, 1971 (rééd. 1992), p. 24-26.
5. Voir Martin (E.), « Toward an Anthropology of Immunology : The Body as Nation State », *Medical Anthropology Quaterly*, vol. 4, n° 4, 1990, p. 410-426.
6. Kristeva (J.), *Pouvoirs de l'Horreur*, Paris, Le Seuil, 1983, p. 84.

7. VIGARELLO (G.), *Le Propre et le Sale, l'hygiène du corps depuis le Moyen Âge*, Paris, Le Seuil, 1985, p. 91-93.
8. HELLER (G.), *Propre en ordre, habitation et vie domestique 1850-1930 : l'exemple vaudois*, Lausanne, Éditions d'En-Bas, 1979.
9. DAVID (F.), dans un ouvrage au titre suggestif : *Les Monstres invisibles*, cité par MIKAÏLOFF, p. 156.
10. LOUX (F.), *Le Jeune Enfant et son corps dans la société traditionnelle*, Paris, Flammarion, 1978, p. 119.
11. GOUBERT (J.-P.), *La Conquête de l'eau*, Paris, Robert Laffont, 1986, p. 58.
12. BROÏDO (1897), cité par VIGARELLO, *op. cit.*, p. 223.
13. GOUBERT (J.-P.), *op. cit.*
14. SMITH (V.), *Next to Godliness and Cleanliness, Hygiene and Purity Movements in Britain, 1650-1850*, Londres, Wellcome Institute Series in the History of Medicine, s. d.
15. CSERGO (J.), *Liberté, Égalité, Propreté, la morale de l'hygiène au XIXe siècle*, Paris, Albin Michel, 1988, p. 33.
16. Cité par CSERGO (J.), *ibid.*, p. 229.
17. VIGARELLO (G.), *op. cit.*, p. 207.
18. CSERGO (J.), *op. cit.*, p. 101.
19. HELLER (G.), *op. cit.*, p. 28.
20. Notes de terrain, Phnom Penh (octobre 1997).
21. *L'Enfant en milieu tropical*, n° 128, 1980, p. 11.
22. LEVINE (N.), *The Determinants of personal and domestic Hygiene : a Review of the Literature*, multigraphié, 32 p., s. l., 1989, p. 3.
23. Notes de terrain, Phnom Penh (octobre 1997).
24. HOBART (M.), « The Growth of ignorance ? », dans HOBART (M.), *An anthropological Critique of Development : the Growth of Ignorance*, Londres, Routledge, 1993, p. 21.
25. JONNSON (H.), « Cultural Priorities and Projects : Health and Social Dynamics in Northeast Cambodia », Mc Caskill *et al.* (eds), Chiang Mai, 1997, p. 552.
26. DELAPORTE (D.), *Histoire de la merde*, Paris, Bourgeois, 1978, p. 51.
27. *Ibid.*, p. 52.
28. *Ibid.*, p. 54.
29. BEURRET *et al.*, *Les Habitants de Fès face à leurs déchets.*

Programme interministériel REXCOOP, multigraphié, Paris, 1988, p. 67-79.

30. KAUFMAN (J.-C.), *La Trame conjugale, analyse du couple par son linge*, Paris, Fernand Nathan, 1992, p. 13.

31. DUCHÉ (J.), « L'adolescent qui ne se lave pas », *Entretiens de Bichat*, Paris, Psychiatrie, 1989, p. 195-197.

32. KNAEBEL (G.), *Manger l'excrément à Salvador de Bahia*, thèse, Institut d'urbanisme de Paris, multigraphié, Paris, 1988, p. 13.

33. DELAUBE (P.), *Kampuchéa démocratique, l'aube d'une vie nouvelle*, Paris, APN Éditions, 1978, p. 38-39.

34. YATHAY (P.), *L'Utopie meurtrière*, Paris, Robert Laffont, 1980, p. 93.

35. SZYMUSIAK (M.), *Les pierres crieront*, Paris, La Découverte, 1984, p. 21.

36. SIMON-BAROUH et al., *Le Cambodge des Khmers rouges*, Paris, L'Harmattan, 1990, p. 34.

37. PICQ (L.), *Au-delà du ciel*, Paris, Barrault, 1984, p. 22.

38. *Ibid*.

39. NGOR (H.), *Une odyssée cambodgienne*, Paris, Fixot, 1988, p. 238.

40. DOUGLAS (M.), *op. cit.*, p. 139.

41. *Ibid*.

42. GENEST (S.), « Un, deux, trois... bistouri. Technologie, symbolisme et rapports sociaux en salle d'opération », *Anthropologie et Sociétés*, vol. 14, n° 1, 1990, p. 9-25.

43. LY (D.), « La médecine des cadres Khmers rouges », *Cambodge 1*, ASEMI XIII, (1-4), Paris, EHESS, 1982 ; LENG (V.E.), « Les soins dispensés à la population sous les Khmers rouges », *Cambodge 1*, ASEMI XIII (1-4), Paris, EHESS, 1982.

44. HIEGEL (J.-P.), « Coopérer avec des médecins traditionnels asiatiques. Un métissage des savoirs », *Nouvelle Revue d'ethnopsychiatrie*, n° 17, p. 23-52, 1991, p. 28.

45. HOET (T.), « La précarité des dogmes en hygiène hospitalière : le cas de la discrimination entre circuits propre et sale », *La Lettre de l'infectiologue*, t. IX, n° 5, mars 1994.

Cet obscur objet du désir : la participation communautaire

Une première version de cet article, le rapport d'enquête, a été publié par *Églises d'Asie, Dossiers et documents*, n° 4/98, avril 1998.

1. Voir FREYENS (P.) *et al.*, « How do Health Workers see Community Participation ? », *World Health Forum*, 14, 253, 1993 ; SEELEY (J.A.) *et al.*, « Community-based HIV-AIDS Research – wither Community Participation ? Unsolved Problems in a Research Programme in rural Uganda », *Social Science and Medicine*, 34, 1089, 1992 ; STONE (L.), « Cultural Influences in Community Participation in Health », *Social Science and Medicine*, 35, 409, 1992 ; WOELK (G.B.), « Cultural and Structural Influence in the Creation of and Participation in Community Health Programmes », *Social Science and Medicine*, 35, 419, 1992. Cités par JEWKES (R.) et MURCOTT (A.), « Meanings of Community », *Social Science and Medicine*, 43(4), p. 555-563, 1996.
2. Programme thématique Sida, CNRS, département SHS, UMR 116 CNRS/Univ. Paris-X-Nanterre, mission C0116M00117, Crédits MESNERS 96N70.
3. Voir BICHMAN (W.), « Primary Health Care : a New Strategy ? Lessons to learn from Community Participation », contribution à l'atelier Primary Health Care in the Developping World, Xe *Congrès de médecine sociale et préventive*, Heidelberg, 1983 ; PLANT (R.), *Community and Ideology : An Essay in Applied Social Philosophy*, Londres, Routledge & Kegan Paul, 1974 ; RIFKIN (S.B.), *Health Planning and Community Participation. Cases Studies from South East* ; UGALDE (A.), « Ideological Dimensions of Community Participation in Latin American Programmes », *Social Science and Medicine*, 21, 41, 1985.
4. TÖNNIES (F.), *Community and Society*, [1887], New York, Harper Torchbooks, 1963.
5. JEWKES (R.), *op. cit.*, p. 557.
6. *National Aids Review*, 1997, p. 21.
7. MUNZ (M.), HIV/AIDS Local Implementing Capacity Baseline Study for Unicef, Cambodia, December 1996, p. 17.

8. URACA, *Rapport de l'ensemble des actions de prévention sanitaire et sociale dans les communautés africaines*, 1 rue Léon, 75018 Paris, 1996.
9. COHEN (A. P.), *The symbolic Construction of Community*, Londres, Routledge & Kegan Paul, 1985, cité par JEWKES (R.), *op. cit.* ; KITAHARA (A.), *The Thai Rural Community reconsidered*, Chulalongkorn University Press, 1996.
10. MYERS (C.N.) *et al., Economic Costs of AIDS in Cambodia : Some Preliminary Estimates*, Phnom Penh, octobre 1997.
11. *National Aids Review*, 1997, p. V.
12. ROBINSON (K.), « Filling the Gap, Cambodia's Monks and Nuns provide Help for the Country's HIV/Aids Patients », Reuters, Phnom Penh, 17 novembre 1997.
13. MYERS (C.N.) *et al., op. cit.*
14. CCC, *Directory of Cambodian NGOs*, Kingdom of Cambodia, Phnom Penh, 1996.
15. Rapport intermédiaire de la Banque mondiale, cité par MOORTHY (E.), » Foreign Aid - a Guide for the Bemused », *Phnom Penh Post*, vol. VI, n° 16, 15-28 août 1997.
16. MYSLIVIEC (E.), *Cambodia : NGOs in Transition..., National Review of the HIV/AIDS Response in Cambodia*, avril-juin 1997, multigraphié, Phnom Penh.
17. Notes de terrain.
18. *National Aids Review*, 1997, p. 6.
19. Médicam, *The Health Reform, an NGO Position*, position document, Phnom Penh, 9 novembre 1997. Les italiques sont dans le texte.
20. Unicef, *Towards a Better Future, An Analysis of the Situation of Children and Women in Cambodia*, Unicef, Bangkok, 1997, p. 38.
21. Unicef, *Plan of Operations, 1996-2000, a Programme for Children and Women in Cambodia*, Phnom Penh, 1996, p. 8.
22. Feuillet de présentation : « What is the International HIV/Aids Alliance ? »
23. EDSTROM (J.) *et al., Visit to Cambodia and Bangkok, 12 march-1 april 1996*, International HIV/AIDS Alliance, Londres.
24. GREIG (A.), *Visit to Cambodia, 14 June - 4 July 1996*, International HIV/AIDS Alliance, Londres.

25. MUNZ (M.), *op. cit.* ; ce rapport, établi par un consultant indépendant pour l'Unicef, semble en réalité vouloir s'adapter à la philosophie du programme CASD et reprendre donc la même terminologie.
26. Notes de terrain.
27. TÖNNIES (F.), *op. cit.*
28. DELVERT (J.), *Le Paysan cambodgien*, Paris, Mouton, 1961 ; EBIHARA (M. M.), *Svay, a Khmer Village in Cambodia (1968)*, Ann Arbor, UMI Dissertation Information Service, 1991 ; MARTEL (G.), *Lovea, village des environs d'Angkor*, Paris, EFEO, 1975 ; NEPOTE (J.), *Parenté et organisation sociale dans le Cambodge moderne et contemporain*, Genève, Olizane, 1992 ; THION (S.), *Watching Cambodia*, Bangkok, White Lotus, 1993 ; FRINGS (V.), *Le Socialisme et le paysan cambodgien*, Paris, L'Harmattan, 1997. Pour ce dernier, il s'agit de la réédition de textes des années soixante-dix. Voir aussi VICKERY (M.), *Kampuchea, Politics, Economics and Society*, Londres, Frances Pinter, 1986, et OVESEN (J.) *et al.*, *When Every Household is an Island, Social Organization and Power Structures in Rural Cambodia*, preliminary draft report, Phnom Penh, 1995 (travail de compilation).
29. Notes de terrain.
30. BWAP, *AIDS Education Programme Project Proposal*, Battambang, 1997.
31. Voir Unicef, *Community Mobilization and HIV/AIDS, A review of the literature*, Draft. h-larson@unicef.ngo.fj,. et UNAIDS, *Community Mobilization and Aids, technical up-date*, UNAIDS Best Practice Collection, Genève, UNAIDS information Center, avril 1997.
32. O'LEARY (M.) *et al.*, *Reflections : A Record of Training from the Evolution of Krom Akphiwat Phum*, Phnom Penh, Overseas Service Bureau, 1995.
33. Voir Unicef, *Community Mobilization and HIV/AID*, *op. cit.*
34. O'LEARY (M.), *op. cit.*
35. WHO (J), TROSTLE (S.), STASH (J), SIMON (J.) *et al.*, Harvard Institute for International Development, Cambridge, MA, USA), Focus Group Manual, multigraphié, s. d.
36. UNAIDS, *op. cit.*
37. Notes de terrain.
38. O'LEARY (M.), *op. cit.*

39. COHEN (A. P.), *op. cit*, cité par JEWKES (R.), *op. cit.* ; KITAHARA (A.), *op. cit.*
40. HAMMER, cité par VAN DE PUT (W.), *Cambodia and Trauma, finding Ways to help Individuals and Society cope with Past and Future (Draft text)*, Phnom Penh, TOP Cambodia, 1997.
44. Notes de terrain.
42. NEE (M.), *Towards Restoring Life, Cambodian Villages*, Phnom Penh, JSRC publ., 1995.
43. HU NIM (1965), cité par MARTIN (M.-A.), *Le Mal cambodgien, histoire d'une société traditionnelle face à ses leaders politiques, 1946-1987*, Paris, Hachette, 1989.
44. AUGE (M.), « L'illusion villageoise », *Archives internationales de sociologie de la coopération et du développement*, 34, 1973.
45. DOUGLAS (M.), *Ainsi pensent les institutions* (Syracuse University Press, 1986), USHER, 1989.
46. Notes de terrain.
47. Unicef, *Plan of Operations, 1996-2000, op. cit.*
48. Notes de terrain.
49. *Ibid*.
50. YOUNG (S.B.), *The Northeastern Village : a non-participatory Democracy*, multigraphié, Bangkok, The Siam Society's Library, 1966.
51. MARTIN (M.-A.), *op. cit.*
52. Notes de terrain.
53. *Ibid.*
54. MUNZ (M.), *op. cit.*, p. 29.
55. SARRE (T.), *Le Système de santé cambodgien de 1953 à 1975 et sa relation avec la mentalité khmère*, Mémoire pour le D.U. d'administration et d'économie de la santé, Univ. Paris-VII, Paris, 1987-1988. Voir aussi JUSTICE (J.), « The bureaucratic Context of international Health : a social scientist's View », *Social Science and Medicine*, 1987 (à propos du Népal), et RIFKIN (S.B.), « Lessons from Community Participation in Health Programmes », *Health Policy and Planning*, 1(3) : 240-249, Oxford University Press, 1986 (revue de 200 études de cas).
55. Médicam, *op. cit.*
57. Notes de terrain.

58. Who (J.), Trostle (S.), Simon (J.) et al, op. cit.
59. Jewkes (R.), op. cit.
60. Notes de terrain.
61. Who (J.), Trostle (S.), Stash (J.), Simon (J.) et al, op. cit.
62. Noonan (J.), *MaryKnoll HIV/AIDS Project*, concept paper, Phnom Penh, 26 avril 1996.
63. Notes de terrain.
64. Notes de terrain.
65. Brown (J. C.), *Sexual Knowledge, Attitudes and Behaviour in Cambodia, a Draft Report on the Results of an HIV/AIDS/STDs Survey Conducted in Phnom Penh and Selected Rural and Coastal Areas of Cambodia*, Phnom Penh, Cambodian and Australian Red Cross, 1997.
66. Who (J.), Trostle, (S.), Stash, (J.) Simon et al, op. cit.
67. Emerson (B.), *A Legacy of Conflict, Trauma as an Obstacle to Poverty Alleviation in Rural Cambodia, A Focus on Women, Empowerment and NGO Initiatives*, Phnom Penh, IDRC, 1997.
68. Edstrom (J.) et al., op. cit.
69. Cité par Robinson (K.), op. cit.
70. Brown (J. C.), op. cit.
71. Rifkin (S.B.), « Lessons from Community Participation in Health Programmes », op. cit.
72. Bernoux (P.), *La Sociologie des organisations*, Paris, Le Seuil, 1985.

Quelles interventions en situation de pénurie ?

1. Walsh (J.A.) et Warren (K.S.), « Selective primary Health Care : an interim Strategy for Disease Control in developing Countries », *New England Journal of Medicine*, 1979, n° 301, p. 967-974.
2. Jamison (D.T.), Mosley (W.H.), Measham (A.R.), Bobadilla (J.-L.), *Disease Control Priorities in developing Countries*, Oxford Medical Publications, Banque mondiale, 1993.
3. Voir notamment : Wisner (B.), « GOBI versus PHC ? Some Dangers of selective primary Health Care », *Social Science and Medicine*, 1988, n° 26, p. 963-969 ; Unger (J.P.) et Killingsworth (J.R.),

« Selective primary Health Care : a critical Review of Methods and Results », *Social Science and Medicine*, 1986, n° 22, p. 1001-13 ; GISH (O.), « Selective primary Health Care : old Wine in new Bottles », *Social Science and Medicine*, 1982, n° 16, p. 1049-54.

4. NEWELL (K.W.), « Selective primary Health Care : the counter Revolution », *Social Science and Medicine*, 1988, 26, p. 903-906 ;

5. BIOFORCE, « Le choléra à Goma, juillet 1994 », *Revue d'épidémiologie et de santé publique*, 1996, n° 44 : 358-363.

6. SOMMER (A.), MOSLEY (W.H.), « Ineffectiveness of Cholera Vaccination as an epidemic Control Measure » *Lancet*, 1973, 1, p. 1232-1235.

7. « Water with Sugar and Salt » (éditorial), *Lancet*, 1978, n° 2, p. 300-301.

8. EL-RAFIE (M.), HASSOUNA (W.A.), HIRSCHHORN (N.), LOZA (S.), MILLER (P.), NAGATY (A.), NASSER (S.), RIYAD (S.), « Effect of diarrhoeal Disease Control on infant and Childhood Mortality in Egypt. Report from the National Control of Diarrheal Diseases Project », *Lancet*, 1990, 335, p. 334-338.

9. FAUVEAU (V.), YUNUS (M.), SHAFIQUL ISLAM (M.), BRIEND (A.), BENNISH (M.), « Does ORT reduce diarrhoeal Mortality ? » *Health Policy Planning*, 1992, 7, p. 243-250.

10. BRIEND (A.), BARI (A.), « Breastfeeding improves survival, but not nutritional Status, of 12-35 Months old Children in rural Bangladesh », *European Journal of Clinical Nutrition*, 1989, 43, p. 603-608.

11. ATTANAYAKE (N.), FAUVEAU (V.), CHAKRABORTY (J.), « Comparative Cost Effectiveness of MCH-FP Services in Matlab », dans FAUVEAU (V.), *Matlab : Women, Children and Health*, International Centre for Diarrhoeal Disease Research, Bangladesh, 1994, p. 395-412.

Tuberculose, sida, éthique

1. SONTAG (S.), *Illness as Metaphor*, New York, Farrar, Straus and Giroux. 1978.

2. TAYLOR (C.), *Sources of the Self : The Making of the Modern Identity*, Cambridge University Press, 1989.

3. TAYLOR (C.), *Irreducibly Social Goods, in Philosophical Arguments*.

Cambridge, Mass., Harvard University Press, 1995, chapitre VII.
4. TAYLOR (C.),. *Sources of the Self, op. cit.*

Mondialisation et médicaments

1. CORREA (C.), *The Uruguay Round and Drugs*, Genève, Organisation mondiale de la santé, 1997.
2. « Mondialisation et pauvreté : un phénomène national, un phénomène individuel », dans *Rapport mondial sur le développement humain 1997*, Programme des Nations unies pour le développement (PNUD).
3. REICH (M.R.) *et al.*, « International Strategies for tropical Disease Treatments : Experiences with Praziquantel », *Takemi Program in International Health*, Harvard School of Public Health, 1995.
4. KATZ (J.), « The Drug Industry of Argentina, Brazil, and Mexico after Trade Liberalization and Market Deregulation », dans *Evolving Public-Privates Roles in the pharmaceutical Sector*, Organisation mondiale de la santé, 1996.
5. BLACKHURST (R.), directeur du service de recherche et d'analyse de l'OMC, cité dans « Divers avantages pour le Tiers Monde », *Horizons Santé*, 1997, revue de la Fédération internationale des industries du médicament.
6. REDDY (P.), « New Trends in Globalization of Corporate R&D and Implications for Innovation Capability in host Countries : a Survey from India », *World Development*, 1997, 25 (11), p. 1821-1837.
7. « The TRIPS Agreement and Developing Countries », *Conférence des Nations unies sur le développement et le commerce (CNUCED)*, 1996;
8. KATZ (J.), *op.cit.*
9. VELASQUEZ (G.) et BOULET (P.), *Mondialisation et accès aux médicaments*, Organisation mondiale de la santé, 1998.
10. *Les Dispositions du GATT sur la propriété intellectuelle (TRIPs) et l'industrie pharmaceutique*, Fédération internationale des industries du médicament, 1995.
11. *July 29, 1997 – Letter from Ralph Nader, James Love and Robert Weisman to Vice President Gore regarding US Policy toward South*

Africa pharmaceutical Policies,
http://www.cptech.org/pharm/goreonsa.html
12. BOND (P.), « Globalization, Pharmaceutical Pricing and South African Health Policy : managing Confrontation with US Firms and Politicians », *International Journal of Health Services*, 1999, 4 (29).

Une ONG au ministère

1. BRAUMAN (R.), *Face aux crises*, Paris, 1994.
2. *Annuaire de statistiques sanitaires*, ministère de la Santé, 1977.
3. *Annuaire statistique*, ministère de la Santé, 1977.
4. *Plan d'orientation : le Tchad vers l'an 2000*, ministère du Plan et de la Coopération, 1991.
5. PERROT (J.), *La Place de l'aide extérieure dans le secteur médical au Tchad*, OMS, 1992.
6. *Tchad, revue des dépenses publiques secteur santé*, document interne de la Commission européenne, 1996.
7. *Ibid.*

Trois systèmes d'assurance maladie

1. OCDE, « La réforme des systèmes de santé. La volonté de changement », *Études de politique de santé*, n° 8, 1996.
2. OCDE, « La réforme des systèmes de santé. Analyse comparée de sept pays de l'OCDE », *Études de politique de santé*, n° 2, Paris, 1992.
3. « OCDE en chiffres, statistiques sur les pays membres», Supplément à *l'Observateur de l'OCDE*, n° 206, juin-juillet 1997.
4. Dumont, *Les Systèmes de protection sociale*, 1989.

Achevé d'imprimer par G. Canale & C. S.p.A. - Borgaro T.se (TO)
Dépôt légal : septembre 2000 - N° d'édition : 41-78-2081-01/2
ISBN : 2.746.50081.7